3・11と心の災害

福島にみるストレス症候群

蟻塚亮二
須藤康宏……著

大月書店

福島県神経科病院協会会員病院配置図
及び原発避難区域

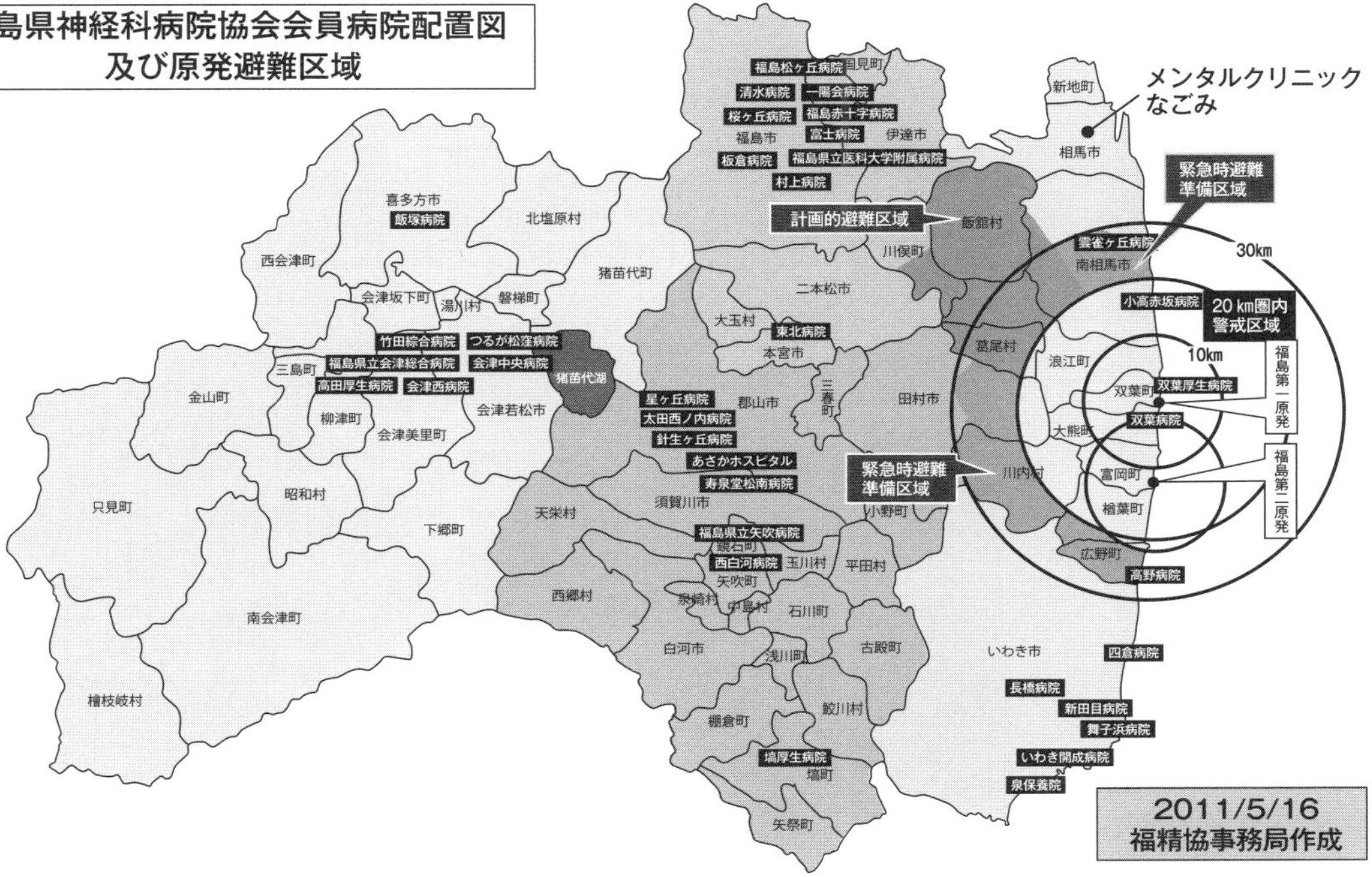

2011/5/16
福精協事務局作成

はじめに

2011年3月11日午後2時46分、東北地方を巨大な地震が襲った。宮城県北で震度7、福島県沿岸で震度6強が観測され、東京でも強い揺れを感じた。

地震の数十分後、9mを超す大津波が相馬市の海岸に押し寄せた。多くの方が、巨大な屏風のような水のかたまりにさらわれて亡くなった。

地震によって外部電源を喪失し、さらに津波により全電源喪失状態となった東京電力福島第一原発1~3号機は、炉心冷却ができず、その日の夜には原子炉の核燃料が水面上に露出して炉心損傷が始まった。午後9時23分、政府は福島第一原発の半径3km以内の住民に避難指示、10km圏内に屋内退避指示を出した。

こうして地震と津波と原発事故、寒くて壁の薄い仮設住宅のストレスとに苦しみ、いつ故郷に帰れるかめどもつかない「あいまいで宙ぶらりんの未来」との格闘が始まった。そしてもう5年が過ぎた。しかし、現地では今も震災直後の衝撃と混乱が進行中である。

東京電力の担当者は、「事故を起こした原発の廃炉まで少なくとも40年かかる、実際はもっとかかるかもしれない」という。この地方が再起するのに、正確にはどれくらいの時間がかかるのだろう。

「先のことは誰も分からない」のが、福島が向き合っている現実である。「いつになったら戻れるのか分からない」「いつまで待てばいいのか分からない」という時間感覚におかれることは残酷である。福島では、未来がくるのかこないのか分からないという、あいまいな感覚が人々の心を脅かし続けている。

現在も10万1450人の福島県民は、自分の故郷に帰れない（2015年12月福島県発表）。「すぐに帰れる」と思って避難したのに、どうしてそれが「いつになったら帰れるか分からない」になるのか？　いま避難先の学校に子どもを通わせる親は、原発事故前に、まさか故郷を離れたこの町の小学校に子どもを通わせるなどとは思ってもみなかったはずである。

震災前の出来事と今の現実との間を説明できる理由も理屈もないから、これは不条理なのだ。津波や原発事故により、過酷な避難生活の果ての震災関連死のみならず、隣近所のつきあいも、友だちも、地域の祭りや行事や伝統も、故郷の青い空も、人々は喪失した。つまり、人の心を守ってくれる近所づきあいや地域などの心の支えも、根こそぎ奪われた。そんななかで生き続ける人々の心模様について考える。

神戸の地震ではとにもかくにも土地は残ったし、岩手の海も海底の瓦礫を取り除けば漁業は再開できる。しかし、福島では、漁師が海を奪われ、農民が畑を失い、パーマ屋やクリーニング屋などの業者が店を失ってちがう土地に避難するという「生業《なりわい》」の喪失を経験した。土地を追われて生業を失った人々は、国内発の難民である。

地震や津波という天災をタテ軸に、さらに原発事故による難民状況というヨコ軸が重なった。このうえさらに、「原発と放射能」という高度に政治的な次元の課題に直面し、震災後のコミュニティと人びとの心は複雑化している。

原発事故は「悲しみあうための人のつながり」も壊してしまった。そのため「地域ぐるみで悲哀をわかちあって再起に向かう」「悲哀の仕事」ができない。まして国も東電も原発事故と向き合おうとしないなかで、福島の人と地域だけが原発事故に向き合えというのは酷である（悲哀の仕事 mourning work　精神分析で、「大切なものを失った後に、悲しみながら傷つきを受け入れて再起をめざす」過程）。

挫折や障害に対しては、きちんと向き合って受容しなければ、再生はあり得ない。しかし70年前の敗戦のときにも今回の原発事故に際しても、日本社会は来し方を振り返って挫折や悲しみと向き合おうとしない。トラウマ記憶をあいまい化したまま日本はこのまま走るのか？「頑張ろう日本」の唱和だけで、確かな未来は来るのか？

震災は個人の心だけでなく、夫婦や友人や親せきといった身近な集団や、近隣や職場や地域社会という大きな集団のすべてにおける対人関係のずれを表面化させ、ときにはそれが壊れる。人と人のつながりを支えてきた暗黙の合意やバランスが失われて、人々は精神的な外傷体験に見舞われる。震災から5年という月日は、人々がそれぞれの傷ついた対人関係に苦しみながら生きてこられた日々のことでもある。だから一人一人に、「それぞれの3・11」の記憶がある。しかしそれらのほとんどは語られないし語る場もない。私たちはその記憶について考えよう。

私たちの診療所は、震災直後からこの地の精神医療確保のために不眠不休で尽力された丹羽真一、大川貴子、米倉一磨、大谷廉、須藤康宏ら福島県内からのグループの命がけの思いと、全国から支援にこられた丸田芳裕、堀有伸、小綿一平、小林幹穂、善本正樹、川口孝一、北川恵以子、桝屋二郎らの諸先生たちのお力と、何よりも診療所の立ち上げに尽力くださった初代所長の新垣元先生、法人理事長の岡崎祐士先生、そして診療所に通い続けてくださる地域の皆さんのお力によって成っています。以上にあげたすべての皆様に深く感謝いたします。

著者の一人である蟻塚は、沖縄戦のPTSDに取り組んでいたときに、請われて福島県相馬市に赴任しました。沖縄戦によるストレス症状の診療や沖縄戦を体験された方々との出会いは、そっくりそのまま被災地での診療に生かされました。福島の被災者は、沖縄の高齢者の方たちに助けていただきました。感謝します。

２０１６年４月

蟻塚亮二
須藤康宏

目次

はじめに——5

I　現地・相馬では……19

●500人の死者・行方不明者、引き続く余震と寒さと空腹——19
●伝わりきらなかった大津波警報——20
●帰りの車中のことを記憶していない（Lさんのメモ①）——21
●津波の後も—ヘドロの粒子で咳や鼻水（Lさんのメモ②）——23
●震災後の生活の不便（Lさんのメモ③）——23
●ふってわいた原発事故——25
●事故を想定しながら対策を怠った——28
●市民の利益や道徳を代表する人たちの傷つき——29
●原発の是非とゲマインシャフト——30
●南相馬市の原発廃炉決議——31

Ⅱ　原発事故と避難、現実感のない現実……33

●3月11日、午後2時46分——33
●「終わった」と思った——34
●病院の本隊は南会津へ——38
●地元・福島への郷愁——39
●地域で何が起きていたのか——42
●そのとき、子どもたちは——43
●設計図づくりが始まった——45
●大義をとる、という大義——49

Ⅲ　震災とは、個と集団と地域の人間関係の損壊……51

●震災とは物理的なエネルギーによる現象だけではない——51
●景色がちがって見える体験——52
●震災記憶のワープ症候群——53
●避難することはなぜストレスなのか——54

●危機を契機に信頼を強めた家族 56
●原発事故は職場などの集団を分解する力がある 57
●集団のトラウマが修復されなければ
個人のトラウマはシェアされない 58
●「命をかけて○○する」はすべて虚偽選択 59
●原発は家族や地域などの既存の価値を超法規的に破壊する 61
●震災後に人づきあいの範囲が減少 62
●ふだんの適応力や人格が震災によって発展する 63
●相手に対する信頼とは、「まっいいか」という能力 64
●人災は天災よりも痛みが強く、怨みをのこす 65
●5年たっても7割が津波を思いだして、「つらい」 66
●被災地の子どもの心 68
●幼い子どもたちの静かな心 70
●幼児期のトラウマと発達性トラウマ障害 72
●被災者の心と将来への影響 73

Ⅳ　いまも震災直後の衝撃と混乱が続く福島……75
●福島の震災—解決を長びかす多くの要因——75
●震災初期の状態が続く福島の震災——76
●原発事故の受容——天災とのちがい——77
●災害による転職という過酷なストレス——78
●再スタートするために必要な謝罪——人災だから——80
●謝罪を求めない文化——82
●加害者に、被害者への補償金裁定を丸投げしてはいけない——84
●日本というシステムが原発事故に責任をもつべき——85
●キューブラー・ロス『死ぬ瞬間』——86
●震災は、私たちに生きる意志を問うている——87
Ⅴ　避難とスティグマ……89
●原発事故——「言葉を失うほどの衝撃体験」——89
●避難先で拒否されることのショック——90

●たどり着いた先でまた傷つく——92
●集団として拒否される体験——93
●雲仙の長期避難生活の教訓—福島との類似点——94
●原発避難者の精神的苦痛は過去の日本のどの災害よりも高い——96
●国内発の難民—それを切り棄ててきた日本の歴史——98
●難民のメンタルヘルス——100
●避難者は生きていてはいけないのか——102
●避難先で生きることは仮の人生なのか?——104

Ⅵ 震災ストレス症状の予診と見立て（須藤）……107

●福島・相馬での外来診療——107
●環境との直面化、誘発される遅発性ＰＴＳＤ——108
●震災ストレス、震災トラウマという視点——110
●予診（インテーク）のあり方——112
●具体的な訴えからの見立て（アセスメント）——117
▼訴え①　眠れない、何度も目が覚める▼訴え②　身体症状がある▼訴え③　物忘れがひどくなった

▼訴え④　動悸、息苦しさ、発汗▼訴え⑤　特徴的な気分の落ち込み▼訴え⑥　人影が見える、声が聴こえる

Ⅶ　ストレス・トラウマ反応とは何か……123

●ストレス反応とは何か――123
●トラウマ記憶とトラウマ反応――123
●トラウマ反応の特徴――125
●交感神経緊張と過覚醒――127
●アンテナ感覚の亢進による不眠や過覚醒不眠――127
●ホロコースト生還者の不眠と、えひめ丸事件生存者の不眠――129
●ストレス・トラウマ反応の手がかりとしての過覚醒不眠――131
●過覚醒と低覚醒――「戦闘モード」と「省エネモード」――132
●ストレス・トラウマによる症状――133
●千の風になって―ストレスによる知覚の変容――134
●夜の闇の暗さや寒さもトラウマ記憶を呼び起こす――136
●ストレス・トラウマ反応を疑うときの質問――137

●カーディナーの戦争ストレス症状　140
●過去のトラウマが引き出される　142
●私たちの身のまわりにある解離という現象　143
●リストカットをする直前の意識　144
●トラウマの「雪だるま効果」　145
●まなびの森の卓越したとりくみ―被災した子どもを守れ　146
●震災とひきこもり―仮設のエチケット　151
●自分で開発した対処行動―「おうっ！」　152
●近所づきあいは、「心の被膜」　154
●身体へのアプローチが有効な理由　155

VIII　福島でみたストレス症候群　157

●福島の震災ストレスとは何か―臨床現場からの分類　157
●ストレス性の自律神経症状は消えるらしい　159
●外傷性精神障害　160

●震災ストレスと症状――161
▼解離▼解離性の意識の断裂▼ふるえ▼不眠と夢▼いらいら▼幻視と幻聴▼身体化障害▼身体の部位がこわばる▼ストレス症状のシリーズ▼機能性ディスペプシア（胃腸症）▼眼瞼下垂▼熱くなる▼気象病▼消化管▼フラッシュバック▼遅発性ＰＴＳＤ（震災後2年以上たって発症）▼パニック発作▼めまい▼むずむず足に似た生理的不穏▼皮膚のかゆみなど▼入浴によるいらいら、鳥肌▼しゃっくり（吃逆）
●震災ストレス反応についてのコメント――170
▼生理神経症▼解離性の意識の断裂▼解離性の身体症状―ムギューと固まる現象など▼ストレス症状のシリーズ▼機能性ディスペプシア（Functional Dyspepsia ＝ ＦＤ）▼むずむず足症候群に似た生理的不穏（アカシジア）と温度▼非定型うつ病という病態―ストレス耐性の低下▼ストレスによる発熱▼養育トラウマによる若者のうつ病▼マニュアル診断では震災ストレスの影響をみつけられない▼身体化障害▼気象病▼熱くなる▼かゆくなる▼脳内の麻痺▼遅発性ＰＴＳＤ▼一過性精神病エピソード▼母子間の共感不全▼高齢者のうつ病をみたらトラウマ反応を疑う▼パニック障害▼つよくなったがひとりでは泣けない▼仮設はもう嫌だ、死にたい▼風呂という空間▼「震災休暇」を給付せよ▼解離性同一性障害▼健常者の希死念慮

Ⅸ　トラウマによる否定的認知……199

●トラウマ後の否定的認知――199

●一歩引いて生きる――200
●読み書きできないことによる否定的認知――202
●苦しむことで何かをなしたのだ――206

X　震災トラウマを乗り越えるために……209

●震災を乗り越えるには――209
●100%の保証がなくても前に進まなければ死ぬ――211
●「PTSDのリハビリテーション」という思いつき――212
●避難先でも自分を生きる――214
●生きるとは、どこにおかれても生きること――215
●回避とトラウマを乗り越える勇気――216
●今を肯定すること――震災を乗り越えるために――216
あとがき――219

I　現地・相馬では

●500人の死者・行方不明者、引き続く余震と寒さと空腹

相馬市で迎えた3月11日は、「みぞれが降って雪がぱらつく寒々とした日」だった（蟹江杏・佐藤史生、『ふくしまの子どもたちが描くあのとき、きょう、みらい』、5〜6p、徳間書店、2011年）。

大震災による死者・不明者は全体で約2万人を数え、相馬市では死者456人、行方不明者3人にのぼった。

津波の被災者は、相馬市内の学校などの避難所で寒さと空腹に耐え、余震におびえながら一夜を過ごした。3月11日だけでも震度1以上の余震が419回あり、震度3から震度6強までの余震は次の時間に、ほとんど休む間もなく相馬市民を襲った。

14時51分、14時54分、14時58分、15時6分、15時8分、15時12分、15時15分、15時18分、15時25分、15時29分、15時59分、16時14分、16時17分、16時28分、16時30分、17時12分、17時15分、17時19分、17時40分、20時36分

翌日以後も余震が続き、3月11日～3月31日まで震度4以上を観測した余震は114回に及んだ（以上、気象庁ホームページによる）。

相馬市や南相馬市の職員や病院の看護師らは、地震直後から被災者の救援に当たり翌日の朝まで働き、短時間帰宅して自宅の様子を見て現場にとってかえし、3月12日の朝からの救援活動に没頭した。

震災直後の激しい余震のなかで、「また地震と津波が来るかもしれない」とおびえ、行方不明の肉親のことで頭が張り裂けそうな日々をくり返した人たちのなかには、その後も神経が緊張して、過覚醒型の不眠やその他のストレス反応を今も引きずっておられる方は多い。

過覚醒型不眠とは、一晩に何度も間断なく目覚める、あるいは極端に眠りに入れなくて朝が白むころにやっと眠くなるといった睡眠である。風呂に入っているときに津波が来たら、裸では逃げられないから風呂に入りたくないという方が、震災後5年たってもおられる。今でもパジャマを着ては眠れない、いつでも逃げられるように服を着たまま眠るという方もまだおられる。

●伝わりきらなかった大津波警報

前掲の『あのとき、きょう、みらい』で、著者の佐藤史生さんは同じ相馬市にある自宅テレビで地震情報に見入りながら、「三陸が大変なんだ」と思っていて、「相馬の海岸線が津波に襲われたなどということは想像もできませんでした」という（同書。8ページ）。

内陸にある相馬市市街の人たちの多くはテレビやラジオで大津波情報の知らせに接した。しかし、浜のほうに住む人たちは、津波が来ることを消防車から聞いたという人もおられるし、市街地にいた息子たちが迎えに来て助けられたという人も多い。家族が心配で浜に向かって津波に車ごと持って行かれた人もいる。

地震が起きた9分後に第一波、その1時間後に相馬港に9・3mもの第二波が押し寄せた（相馬港を襲った最大水位の到達時間が15時51分で、津波による浸水の始まりはもっと早く15時30分ごろだったと地元の関係者から聞いた）。

浜に近いある集落では、地震の大きさに驚いた6人の女性たちが、家を飛び出して立ち話をしていた。それから数十分後、そのうち4人の方たちが津波にもっていかれた。津波警報が伝わらなかったのだ。

●帰りの車中のことを記憶していない（Lさんのメモ①）

地元の相馬市に住む方がどんなふうに震災を体験されたかを、Lさん（女性）のメモと聞き書きとによって再現する。

――相馬市内の勤務先で立っていられないほどの大きな揺れを体感し、全員屋外へ避難した。しばらくして会社で対策会議を開くこととなる。初めて体験する地震の大きさに、松川浦に近い自宅にいる母が心配になり帰ることにした。

帰りの車中では、たぶんラジオをつけていたと思うものの、何も覚えていない。海岸から町へ向かう道は車であふれていたが、海岸線に向かって走る自分が不思議だった。海へ向かう道は空いていた。しかし、ふだんは渋滞などない場所で町への道は車がもはや動かなくなった。

やっと帰宅すると母は地震で壊れたものを片づけていた。しかし、特に津波を注意するサイレンや広報車などに気がついた風情はなかった（地震と同時に停電だったのかもしれない）。足の弱い母をともかく平屋の母屋から車庫の二階にある離れへと連れ出した。

数分後、松川浦の大洲をこえ褐色のかたまりが漁船を抱えて壁となってやってくるのが見えた。「だめかもしれない」という言葉が口からこぼれた。海は膨れ、舟・車・家とともに渦巻いていた。漁船やクルーザーが自宅の前の道路に上がり、津波は玄関先においた自動車を浮かべ庭の奥にもっていった。階段の5段目まで水が上がって来たが、幸い二階は無事だった。車庫のなかの物は流され母屋は床上浸水となった。自宅前の道路までには何度も水が押し寄せた。そのまま停電で周りも暗くなり、夜を迎えた。

津波は何回かやってきた。潮位が引く間に母屋に戻って、水、食べ物、ろうそくなどを持ちだした。津波が自宅の1階を襲い、舟や車が目の前で渦巻いて流れているときの音を、まったく記憶していない。夜には一晩中船の警笛が聴こえていた。

●津波の後も―ヘドロの粒子で咳や鼻水（Lさんのメモ②）

最初の1週間は、大津波警報のため自宅付近は進入禁止であり、地震の再発率が高く、約10日間の間にはブレーカーを落としに1回戻っただけだった。代車がすぐ手に入らず、またガソリンも手に入りにくかったため、3月も下旬になって自宅の後片づけに通うようになった。電気の復旧が3月30日、そして道路に打ちあげられた漁船やクルーザーのため水道の復旧は最も遅く4月7日となった。道路上の障害物（打ちあげられた船やのりの養殖網やヘドロなど）は、公（市・自衛隊）が撤去してくれたが、私有地に打ちあげられたそれらの物はなかなか片づかず船はそこらじゅうにひっくり返っていた。

5月になっても、潮とヘドロを被った荷物を片づけながら捨て続けた。庭には取っても取ってもヘドロがなくならず、それは際限のない仕事だった。ヘドロには細菌があり、ヘドロの粒子は非常に細かいので、目が充血し湿疹を引き起こし、やがて咳や鼻水で医者通いをするようになった。

●震災後の生活の不便（Lさんのメモ③）

母は、平屋で暮らしていたのに二階暮らしを強いられて不自由そうだった。家のなかが片づかないこと、窓から見える外の景色が今までとはちがうこと、地上にあるひっくり返った船や浦面に見える流された家屋をいやおうなく目撃すること、などにより母は疲れ果てていた。

自宅の近くの松川浦岸にも死体があった。行方不明者を探すヘリコプターのホバリングの音に胸がしめつけられ、大潮のときに一斉に浜を刺して歩く人々を母とともに見た。

自分は、心身の疲労は母と同様。さらに、流された自動車の廃車手続きと新車の入手困難、震災による各種手続きが不明確で税金の控除などがまだはっきりしない。道路がいまになり、くぼんできているところが出てきて、前日の通りの道と思って運転するのは危険。特にマンホールの周りが陥没。

近所のスーパー2軒、コンビニ1軒、JA直売場が津波で流されたり、土砂の流入で営業しておらず、生活用品や食料品を購入する店がひとつもない。郵便局や宅急便取次店も流されたので生活にかかわることはすべて車で街中まで出かけなければならない。車庫や物置、塀の復旧、屋根の修理の見通しがつかない。津波で汚れた家具や衣類その他の掃除や片づけが進まない。福島第一原発の事故のため常磐線ののぼりが不通。また津波で線路と駅がなくなり、常磐線下りの仙台まで行く電車がない。

津波の塩害のため庭の木々や草花が枯れた。放射能に対する不安のため、わずかながら出てきた野菜（アスパラ、三つ葉など）、果物（ブルーベリー）を食べる気にならない。

●ふってわいた原発事故

原発事故の経過を振り返ってみる。

3月11日14時46分の地震によって、内陸から福島第一原発につながる送電線が倒れ、外部電源は喪失した。15時35分ころ高さ11mの津波により非常用ディーゼル電源が水没して、第一原発の全電源が喪失した。ここから炉心溶融（メルトダウン＝核燃料棒が溶け落ちること）の危険性が現実のものとなった（第二原発は、外部送電線の1本だけが倒壊を免れて事故に至らなかった）。

2016年3月13日放映のNHKスペシャル「原発メルトダウン危機の88時間」によると、津波到来から4時間後の19時29分（事故後推定）にメルトダウンが始まっている。その後、格納容器内の圧力が限度圧の6倍に上昇した。格納容器の爆発を防ぐために3月12日0時6分に吉田所長が、容器内の圧力を大気に吐き出すベントの準備を指示した。しかし電源喪失と放射線量が高くてベント作業がはかどらず、菅直人総理が3月12日午前7時過ぎに第一原発を直接訪問。

国からは3月11日〜12日にかけて避難指示等が出された。問題は、これらの情報が適切に伝わらなかったこと、避難その他の対策が自治体によってまちまちで、避難の判断も個人任せになったこと、さらに国はSPEEDIによる拡散予測を意図的に隠したこと、などである。病院や役所や施設などで地震と津波の後の対策に没頭していた人たちは、テレビを見ていなければ原発事故のことを知りえなかった。

内閣府の調査によると、原発避難者が3月11日から12日にかけて発表された情報を3月12日までの間に入手したかどうかの設問に対して、次のように回答している（%は情報を得た人の割合）。

・原子力緊急事態宣言（3月11日、19時18分）16・5%
・第一原発から半径3km圏内の避難指示（同、21時23分）15・6%
・半径3〜10km圏内屋内退避指示（同上）18・8%
・半径10km圏内への避難指示（3月12日午前5時44分）37・7%
・1号機の爆発（12日15時36分）38・5%
・20km圏内への避難指示（12日18時25分）37・5%
・いずれの情報も入手せず26・0%

（東日本大震災における原子力発電所事故に伴う避難に関する実態調査」H27年12月）

それにしても、どの情報も40%にも届かないのは低いとみるべきではないか。

そして、吉田所長と東電本店と菅総理の間でくり広げられていた現場のリアルな情報が、住民への避難指示に正しく反映されていたのだろうか。NHKスペシャル「原発メルトダウン危機の88時間」によると、

3月11日夜、オフサイトセンターに到着した（福島県庁の）高田さんは驚いた。当時来たのは福島県、大熊町、双葉警察署だった。津波の対応に追われるなか、国も自治体も集まっていたのは一部だけだった。原発の危機が浪江町をふくむ多くの自治体に伝えられることはなかった。3月12日、浪江町の中心部をふくむ原発から10㎞圏内に避難指示が出された。町はこの情報をテレビを通じて初めて知った。

とある。実際には、3月12日0時6分に吉田所長がベントの準備を指示した。政府も東電も、メルトダウンによって格納容器の爆発の恐れがあることを知っており、格納容器内の放射能性物質を大気中に放散することを決めていた。しかし、このような危機的事態を地元と国民に伝えなかった。

津波なら「津波てんでんこ」（津波が来たらてんでんばらばらでもいいから逃げろ、という地域の言い伝え）のように逃げ方が決まっている。しかし原発事故の場合に逃げ方の言い伝えはなかった。まして原発安全神話によって「事故はない」と信じられていたから、まさにふってわいたような事態であっただろう。避難の仕方も大熊町のように町役場がバスを仕立てて町民を避難させたところもあれば、自家用車で避難したところもある。

いずれにせよ、放射能という目に見えない恐怖と不確かな情報のなかで、避難の渦中にあった人たちはどれほど強い恐怖を味わったことだろうか。恐怖の相手が特定できない場合ほど怖いことはない。「これで終わった」「死ぬ」といった終末的な体験に襲われた方も少なくない。おそらくこのときのことを多くの人たちはまだ語れないだろう。私もそれ以上の言葉を聞くことができない。

●事故を想定しながら対策を怠った

国際原子力機関（IAEA）最終報告書は、「東電は事故を想定しながら対策を怠っていた。」と次のように指摘している。

２０００年代に入り、東電は福島県沖でM８・３の地震が起きれば約15mの津波が福島第一を襲うかもしれないと試算をしていたが、東電は対策を取らず、経済産業省原子力安全・保安院（廃止）も対応するよう求めなかった（東京新聞、２０１５年6月12日）。

実際に来たのは11mの津波だった。11mの津波は想定内だったが、想定しながら対策を怠っていた。従って安全神話とは科学の次元の話ではなく、最初から「原発を運転するために不可欠なイデオロギー」だったとしか思えない。

「原発は安全との思い込みが東電をはじめ、日本に広がっていたことが事故の主因。規制当局も思い込みに疑問を挟まず、結果として過酷事故の対策が不十分だった」とIAEA報告書も述べている（産経新聞、２０１５年９月２日）。

●市民の利益や道徳を代表する人たちの傷つき

イライラして、ともかく腹がたってたまらないという方が診療に来られた。原発の20㎞圏内に住んでいたため県外に避難し、何度か避難先を転々としておられる。普通、それくらいイライラするなら過覚醒不眠が来るはずだが、よく眠れる。津波や原発避難にまつわるフラッシュバックもない。パニック障害でもない。おかしい。これは初めてみるストレス反応だ。そこで聞いてみた。

彼のイライラの原因は、行政対応の気の利かなさや、事故を起こして、しかし加害者として謝罪しないどころかけんもほろろの対応をする東電への怒りだった。さらには、犬を散歩させて糞の始末をしない人がいるとか、犬のリード紐をつけないで連れ歩く人がいるなどの、公衆道徳を守らない人々に対する怒りでもあった。彼の怒りは特定の個人に向けられたものではなく、「公憤」とでもいうべきものだった。事故前から彼は、地域をまとめ人々に声をかけて集団をまとめていくリーダー的な役割をしておられた。

東電事故は、彼のような市民の利益や道徳を代表するたちのプライドを傷つけた。彼らは決して反原発集会に結集する人たちではない。地道に地域を支えてきた「保守派」である。その人たちをも東電は敵に回したのである。「人は信じあえる」という価値観を体現して地域づくりの先頭に立ってきた人々にとって、その故郷が壊れた。壊した相手の東電にかけ合ったら、けんもほろろの対応をされて、冷水を浴びせられた。東電によって「人は信じあえる」という彼らのそれまでの善意がふみにじられた。

●原発の是非とゲマインシャフト

お祭りや運動会で人がつながっている地域とは、地縁血縁など打算を抜きに自然発生したゲマインシャフトという共同体である。これに対して、国家や会社組織や大都市のように特定の目的や利益を求めて作られた共同体概念をゲゼルシャフトという。

とすると原発という高度に政治的で意見の分かれる価値を、ゲマインシャフトという自然発生的な社会に持ち込むことは無理なことではなかったのか。ゲマインシャフトとは高度に政治的な判断と正反対の社会だから、そこに原発の賛否を問うならば、そもそもの地域が壊れてしまう。

実際に原発事故が起きたら、そうなった。それまで大きな波風が立たなかったローカルな地域に、家族間で、友人間で、職場で、原発の補償金の有無を巡って、避難を巡って、対立と分断が起きた。だからいま逆に、地域が分裂しないように、被災地では「原発の賛否につながる意見を言わない」というタブーがまかり通っているのかもしれない。

事故後に、南相馬市や浪江町を始め福島県内の多数の議会が原発廃炉を求める決議をあげた。原発事故の深刻な被害に直面した各自治体の議会が、やむにやまれぬ思いで住民の声をまとめたのである。それは必ずしも、全国の反原発運動の、ゲゼルシャフトの、都市の論理とは次元が異なるかもしれない。

他府県の反原発派の人が、福島に住む人を「子どもを避難させない極悪人」だと罵倒することがある。私も相馬に居るということだけで、ネットで叩かれた。しかし福島に住んでいる人も多くは原発には反対している。その全国レベルの反原発デモと同じゲゼルシャフトの意識を、福島の自然発生的な共同体に住む人に向けられてもこまる。

避難したくてもできない人は、悪人なのか。だとすると、福島に住むというだけで悪人呼ばわりされる。それを「フクシマというスティグマ（烙印）」という。

それにしても結果論的に言うと、よくもこんなに高度に政治的な次元にある原発という価値を、ローカルで自然発生的な地域に滑り込ませたものだと思う。

●南相馬市の原発廃炉決議

国策として国が進めている原子力発電に対し、福島県議会始め県内59市町村すべての議会は反対決議を上げた。福島県内の保守層もふくめて原発に反対している。ただしこれらの決議に参加した人たちが全国規模の反原発行動に参加しているかどうかは別だ。ゲマインシャフトに国策の判断を求めるのは酷だ。次に南相馬市議会の決議を紹介する。

―

東日本大震災を原因とする東京電力福島第一原子力発電所事故により、我が国の原子力安全神話は完全に崩壊した。この事故は、市民の命や健康を脅かし、暮らしや家族、心までも引き裂き、南相馬の豊かで美しい自然と歴史ある風土を放射能で汚染した。そして事故から八カ月を経過した現在も、多くの市民が住みなれた家を追われ、故郷に帰れる見通しもなく避難生活を余儀なくされている。南相馬市議会は、市民のはかり知れない苦渋を真摯に受けとめ、市民の暮らしと原発は共存できないことを言明する。(中略)

南相馬市議会は、合併前の「浪江・小高原子力発電所誘致決議」を破棄し、浪江・小高原子力発電所建設を中止し、福島県内すべての原子力発電所の廃炉を求めることを決議する。

平成二三年十二月五日

Ⅱ　原発事故と避難、現実感のない現実

●3月11日、午後2時46分

　発災当時、私は勤務先のA病院（南相馬市小高区）で精神科デイケアのプログラムの最中だった。午後2時46分、突如としてハンマーで殴られるような激しい地震が発生した。書棚が倒れ、室内のガラスが飛び散った。通所メンバーには即座にテーブルの下に潜ってもらったが、長い揺れが何度も何度も続き、恐怖で固まっているメンバーもいたように思う。大きな余震が治まったと同時にグラウンドへ避難し、メンバーに怪我がないことを確認した後で病棟へ向かった。

　スタッフ総出で入院患者さんの大半をグラウンドへ避難させることになったが、あれだけの状況にもかかわらず、意外にも病棟内の患者さんは動揺が少なく、比較的スムーズに誘導することができた。冬の夕刻で、小雪が舞っていたことから、長時間の外での待機には限界があり、余震が減ってきた時点で、デイケアのメンバーには帰宅してもらい、入院患者さんには病院内の大ホールへと移動してもらった。

　幸いにも、院内の電気が生きていたため、戻ってニュースを視聴することができ、そこで初め

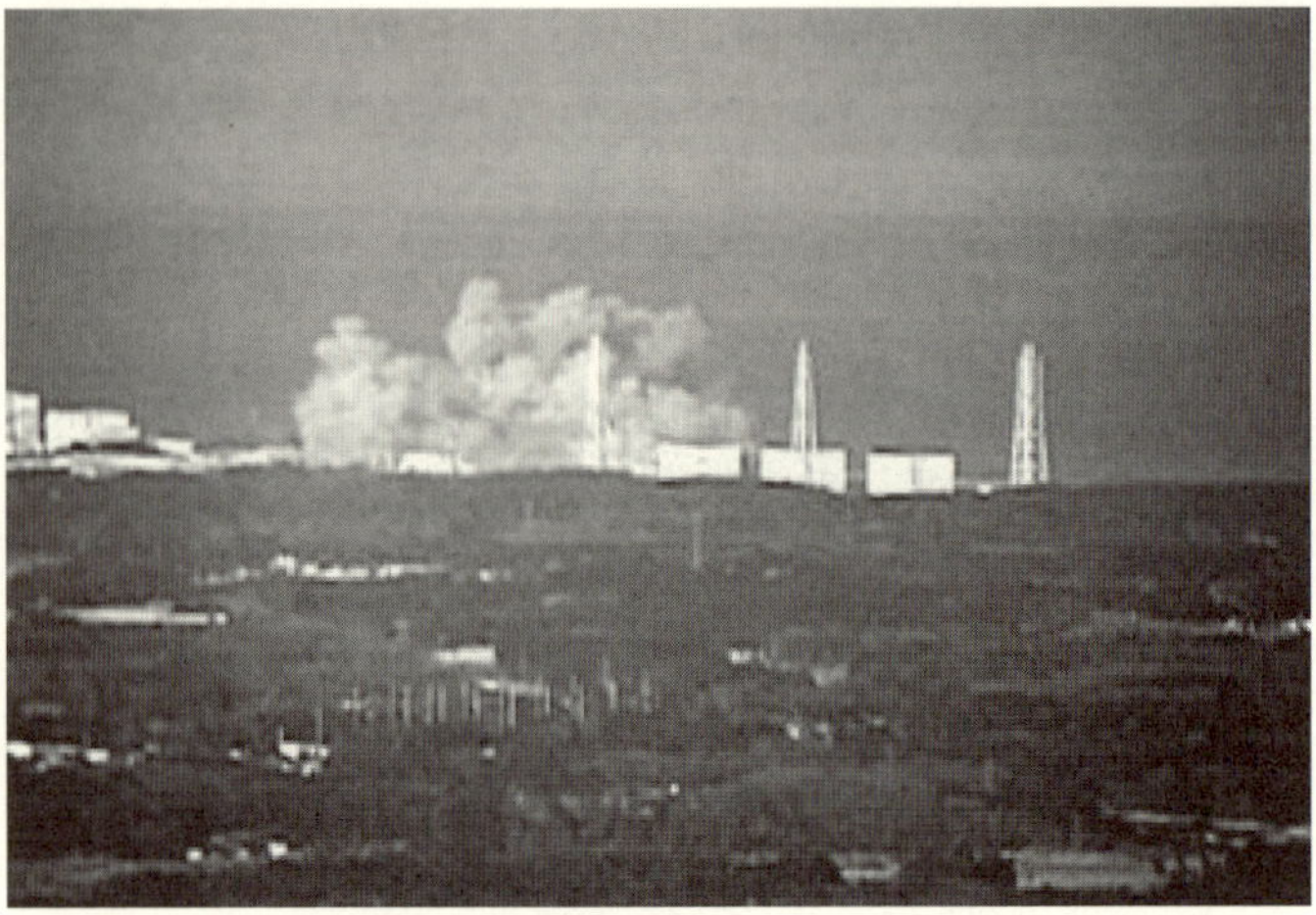

原子炉建屋の爆発を報じるテレビニュース

て津波の発生を知って一同驚愕した。市内の見慣れた老人保健施設が流出していく映像で、何が起きているのか瞬時には理解できず、それこそ太平洋沿岸全域に大津波が押し寄せているとは想像すらできなかった。A病院は山沿いであったため、津波の被害はまったくなかった。事態の重大さを考え、当日日勤だったスタッフは全員がそのまま残ることになり、患者さんとともに大ホールでひと晩を明かした。眠った記憶は一切ない。度重なる余震で厨房のガスコンロなどが使えず、備蓄していたカップラーメンや缶詰め等で食事の対応をした。自宅から電気炊飯器を持って駆けつけたスタッフもいた。

●「終わった」と思った

翌12日、病棟やデイルームの片づけをしながら、テレビで情報収集していると、昼過ぎに急に画面が切り替わり、福島第一原子力発電所（以下、第一原発）の映像が流れ始めた。建屋外壁が壊れているという報道だったが、これもにわかに信じることができず、事務室とデイルームを往復して各局の報道を見比べた。そうこうしているうちに、政府の会見が映し出され、「第一原発の建屋の損壊を確認」、「原発から3キロ圏内 の住民に対して避難指示」との緊急発表がなされた。

状況が飲み込めない私たちを尻目に、見る見るうちに5キロ、10キロと避難指示が拡大していった。原子力のことに疎かった私は、「このままここにいたら死ぬ」と思い、身を震わせていた。自分が勤務している病院が第一原発から何キロの位置にあるのか、それまで考えたこともなかったが、院長、事務長らと話したところ、直線で20キロ弱だろうという結論に達した。

同日夕刻、20キロ圏まで避難指示が出るのは時間の問題だろうという院長判断で、自立歩行できる入院患者さんを避難させることになった。院長が病棟へ出向き、事情説明と自らの判断についてスタッフに伝え、「一緒に残って患者さんのために尽くしてほしい」と先導した。断るスタッフは一人もいなかった。各々の私有車に3～4名ずつ乗ってもらい、隣接する区の避難所まで向かうことにした。開放病棟、閉鎖病棟、そして保護室の患者さんまで一緒にしての緊急措置的な避難だった。

いつも通勤している県道が大渋滞となり、避難所までどれほどの時間がかかったのか、正確には覚えていない。避難先は中学校の体育館だったが、機転をきかせた関係者が体育用具室を借り切ってくれていたため、患者さんが大きな混乱に陥ることはなかった。体育館が避難者であふれてきたので、学校側がその後教室を開放し、雑魚寝の状態ではあったが、横になって就寝する場所を確保することができた。

13日未明、寝ずの番をしていたスタッフの携帯電話に「3キロ圏内の病院で被曝者が発生」とのニュース速報が入ってきた。その場にいたスタッフで、今後の動き方をどうするか話し合いをしたが、なかなか一致した見解は得られなかった。否、次々と起こる非常事態に頭が混乱し、思考力そのものが落ちていたのだと思う。そのとき、若い事務スタッフから、「生き延びられる可能性があるなら、少しでも遠くへ逃げたい」との切なる訴えがあった。院長の指示を仰ぐべきだという意見も出されたが、最終的には現場判断で、西方向に位置する福島市へ向かってさらに避難することを決めた（以下、先発隊と表現する）。大勢の避難者がいる避難所で、被曝の情報を大っぴらに話すことはできず、寝ている患者さんたちをそっと起こし、南相馬市を後にすることにした。

ここで、ひとつ思いがけない事態が生じた。いざ出発しようとした私の車のガソリンが底をついたのである。他のスタッフは、何とかして一緒に避難することを考えてくれたが、人数と車の台数でどうすることもできず、私は高齢の患者さん7、8名とその場に残るしかなかった。大変申しわけない決断だったが、若い患者さんから優先的に避難してもらったのである。

たまたま同じ避難所に居合わせたデイケアのメンバーに手伝ってもらい、14日の昼ごろまで看護を続けたが、徐々に患者さんの衰弱と落ち着かなさが目立ち始めた。持参した薬も底をついていた。それ以上単身での看護には限界があり、病院に残っている事務長に連絡して迎えに来てもらい、避難指示区域内に戻ることとなった。途中、警察のバリケードを通過する際、「命の保障はできない、入るなら自己責任で」と言われて制されたことを鮮明に覚えている。その言葉に対し、「患者さんの命がかかっている。私たちは医療者だ！」と声を発した事務長の姿は、大変凛々しく、まさに医療に関わる者の矜持をみる思いであった。

病院に戻ると、車椅子や寝たきりの患者さんを搬送する次の準備が進められていた。もっとも避けなければならないのは患者さんの取り違えであり、それは決してあってはならないと、院長自らもシーツを裁断し、個人個人のゼッケンを用意した。そのゼッケンを胸につけ、カルテと残薬を車椅子などにくくり、救助が来るのを待った。自衛隊か県警が助けに来るという連絡は入っていたものの、到着時間の情報が錯綜しており、病棟では経管栄養の患者さんの食事をどうするか、かなり混乱した状況が続いていた。

夕刻に新潟県警が大型バスを連ねて到着したが、集められたのは観光バスであり、リクライニングがわずかしか倒れなかったため、寝たきりの患者さんにはシート二つに横になってもらうしかなかった（以下、本隊と表現する）。バスへ乗り込み始めたころ、テレビ報道で20キロ圏内の病院避難のことが取り沙汰され、「A病院はいわき市へ避難」というテロップが流れた。第一原発を挟んで南方向への避難とはどういうことか、と怒りを顕わにするスタッフも見られた。

●病院の本隊は南会津へ

時間が前後するが、福島市に避難した先発隊三十数名は、市内の小学校に無事到着し、14日には、管轄保健所の助力を得て複数の精神科病院に転入院することができた。私は本隊のいわき市避難には同行せず、福島の各病院にカルテを届ける役目を引き受けた。福島市に残っているスタッフのもとへ向かい、15日に、医師・看護師・ケースワーカーとともに、それぞれの病院を回って患者さんの今後の治療を依頼した。その後、本隊へと連絡をとったところ、「今、南会津に向かっている」という思いがけない言葉が返ってきた。福島県の地図が思い浮かばない読者の方には、イメージが湧きにくいと思うが、東端から西端への移動である。理由を尋ねると、いわき市内の高校の体育館に誘導されたが、すでに亡くなっている方々のご遺体が並んでおり、とてもそこで医療的ケアを続けられる環境ではなかったため、院長が各方面に交渉し、受け入れが決まった南会津の高齢者施設へ向かっているということであった。

私たち残ったスタッフ4名は、本隊に合流することを決め、県に緊急車両として認めてくれるよう交渉し、ガソリンを工面したうえで、高速道路を使って南会津へと向かった。震災直後の自動車道は波打ったように凸凹で、その被害の規模を実感させられた。合流先は、南会津町の高齢者向けのセンターで、畳と布団が用意されたスペースを得ることができた。

私たちが到着したときには、身体的に衰弱し始めた患者さんたちの入院を県立病院にお願いした後であった。それまで寝ずの看護を続けてきたスタッフにも疲弊の色が見えていたため、あらためて日勤・夜勤の体制に組み直し、その後の動きに備えた。本隊には、厨房のスタッフが同行してくれていたので、食事の支度を気にすることなく、看護に集中できたことが何より救いだった。私は、事態が長期化することを予想し、一定の睡眠を確保するために雑魚寝の和室から離れ、ひとり布団部屋で横になった。近隣にあった特別養護老人ホームの計らいで、5日ぶりに入浴することもできた。

避難から5日経ち、それまで表面上は落ち着いていた患者さんたちだったが、神経質な方々の精神状態が徐々に悪化し、マンツーマンで対応せざるを得ない状況になっていた。一刻も早く転入院先を探す必要があったため、院長が中心となって外部とのやり取りを続け、何とか東京都内の病院が残っている60名近くを全員受け入れてくれることが決まった。

スタッフへの通達の後、患者さんにも東京へ向かうことが伝えられた。なかには、行きたくないと訴える方もいたが、当時は個々のニーズを叶えるだけの余裕は誰にもなく、18日早朝、その場にいた患者さんとスタッフ全員で東京へと旅立った。10時間という時間がかかったそうだが、都内の病院に無事に到着し、A病院の避難は完了した。

●地元・福島への郷愁

私は、ひとり南会津に残った。交通網が麻痺していたため、東京へ行けばしばらく福島に戻れないと考えたからである。離れた土地で、震災の映像だけを見る日々を過ごすことは私にはできなかった。後悔をしたくないという思いから、県内に残って何らかの活動を続けようと前夜に決めていた。自分で決心したことなのだが、みんなを見送るときには涙が止まらず、正面を向いて送り出すことができなかった。

見送ってすぐに県の保健師から連絡が入り、隣町にB病院が避難してくるが、患者さんの数に対してスタッフが足りないということで、さっそく避難所へと向かった。駆けつけると、怒鳴っている医師、疲弊しきった看護スタッフ、そして何より体育館にただ座り込んでいる大勢の患者さんの姿があった。冬の会津であり、寒い体育館の床に座っているだけで体力を消耗する。このままでは患者さんたちの命が危ないと瞬時に悟った。他院ではあるが、指揮系統を明確にし、役割分担をするよう進言した。連絡をくれた保健師を通じて、清掃組合から集められるだけの段ボールを持ってきてもらい、床一面に敷き詰めた。

こちらも一刻も早く転入院先を探す必要があったが、県内の医療機関はオーバーベッドで受け入れる余裕はなかった。B病院の医師と協力し、近県の転入院先を探した。医師が先方に直接交渉し、受け入れが決まり次第、私が人数と受け入れ先を県に連絡して移動手段を確保するという流れをつくった。20日には何とか目処が立ったため、私は実家のある県中部へと移動し、しばしの休息をとることにした。

ひとまず実家に身を寄せていたが、相馬市の福祉事業所のスタッフから、「精神医療関係者が一人もいなくなってしまった、当事者が大変なことになっている、とにかく来てほしい」というただならぬ雰囲気の連絡が入った。23日に現地へ向かうと、その状況は私の予想をはるかに超えていた。内服薬がなくなった当事者が多数おり、なかには抗てんかん薬が切れ、大発作を起こして緊急搬送される方もいた。スタッフによれば、炊き出しや仮宿の提供等は自分たちでできるが、地域に精神科医師がいなくなってしまったために、薬を処方してもらえないとのことであった。

私は、県の精神保健福祉センターに連絡し、救援を依頼した。返ってきた言葉は、「中長期的な戦略を練っているため、今しばらく待ってほしい」というものであった。「事件は会議室で起きているんじゃない」という某刑事ドラマのフレーズが頭に浮かんだ。そのときの私は声を荒らげていたのではないかと思う。熟考してくれるようお願いしたところ、25日に精神保健福祉センターから医師が派遣されることになった。おくすり手帳を頼りに、同じ内容で数十人の処方せんを書いてもらったが、相馬市にはもともと精神科の医療機関がなかったため、市内の調剤薬局には同科の薬剤がほとんど揃っていなかった。保健所の薬剤技師が種々のルートを使って薬を手配し、それをひとつの薬局に集めて調剤することにした。手段は確立したものの、実際に患者さんの手元に薬が渡るまでには、2日程度の時間を要した。現場は混乱しており、早急に手立てを講じる必要があった。

●地域で何が起きていたのか

浜通りと呼ばれる福島県太平洋側の中北部、第一原発から30キロ圏内にある精神科4病院が閉鎖となり、約840名の入院患者さんが県内外の病院に搬送されていた。近隣にあった3つのクリニックも一時休診したため、30キロより外の患者さんには通院する精神科医療機関が一時的に無くなってしまった（巻頭の地図を参照）。

福祉事業所や地域のグループホームも同様の状態であった。A病院が管理するグループホームの入居者ですら、行方がわからなくなっていた。当時、私の携帯電話が緊急連絡先として県に登録されていたため、県庁の担当課から入居者の安否確認の電話があったが、「把握していない」と答えるしかなかった。担当課からは無責任ではないかという指摘もあったが、私には、原発事故からの避難劇を知らない者の安易な発言としか思えなかった。

相馬市内の知人（といっても原発避難者）の自宅に泊めてもらい、日中は福祉事業所に顔を出して相談事を聴くということを数日間続けた。相馬市は第一原発から45キロ離れているが、私には30キロ地点にある南相馬市の状況がずっと気がかりであった。当時、南相馬市には、屋内退避という指示が出され、医療機関も福祉事業所も開くことを禁じられていた。障がい者がどのような生活を送っているのか、その情報がまったくわからなかった。

私は、閉鎖された病院や事業所関係者の幾人かに連絡し、何かできることを始めようと声をかけた。集まってくれた数名のなかに、就労B型事業所に勤務するスタッフがいたが、自分の事業所のメンバーの安否がわからないという話であった。そのころ、大手携帯会社が無料で携帯電話の貸し出しをしていたため、まずはその携帯を借り、メンバーたちの安否確認をすることにした。県外に避難している方、親戚宅に身を寄せている方、自宅に閉じこもっている方などさまざまであったが、連絡がついたメンバーたちはみな無事であった。南相馬市の障がい福祉担当課に私たちの携帯番号を伝え、もし障がい者から相談があれば番号を教えてくれるようお願いし、相談支援の真似事を始めた。そのような活動を一か月ほど続けた。

ときを同じくして、日本障がいフォーラム（ＪＤＦ）により被災地障がい者支援センターが開設され、南相馬市にスタッフが派遣されてきた。私たちは彼らと合流し、避難所巡回、家庭訪問を実施し、障がい者の実態把握に努めた。本来は行政が行うべきことであるが、窓口対応で手一杯の自治体では動ききれなかった。実際に、聴覚障がいのご夫婦で、まったく事態が飲み込めていない方がおられ、支援物資が何も届いていないという家庭も散見された。

●そのとき、子どもたちは

私が相馬市で活動していることが相馬市長の耳に入ったようで、市長から連絡があった。津波で被災した小中学校の児童生徒のこころのケアの依頼だった。相馬市では、直接津波をかぶった学校はなかったが、居住地区が丸ごと飲み込まれた学校が数ヶ所あった。保護者の強い要望で、元の場所で学校を再開することが決まったが、集中的なケアが必要だろうという市長の考えを聞かされた。よく聞けば、市街地の避難所からバスを使って津波の跡地を通り、それぞれの学校まで送迎するという。私のなかには、あの惨状を見ながら毎日通学することは、子どもたちのこころに深い傷を残すという危惧があったため、ルートを再考できないかと進言したが、市と保護者で決定されたことで変更は叶わなかった。

市長サイドでは、臨床心理士や保健師による混成チームをつくり、被災した地区の4つの学校でスクールカウンセリングを行うという構想がすでにできあがっており、「相馬フォロアーチーム」という名前も決まっていた。当時、相馬市に支援に入っていた大手教育グループとの協働で、週2〜4日、各校にカウンセラーを配置することになった。私は、そのコーディネート役を任された。

まず、各学校に出向き、校長先生や養護教諭から情報収集を行った。急性ストレス反応の症状を訴える、または見受けられる児童生徒は少なかったが、発達障がいの子どもたちが落ち着かないという相談が目立った。また、いわゆる発達障がいではない子どもたちにも多動性が認められ、事例化し始めていた。教員自らも被災し、なかには家族を失った方もいたが、クラスの子どもたちのために懸命に授業に励む先生方の姿には頭が下がった。

地震、津波、原発、風評被害を受けた相馬市は、マスコミの格好のターゲットになっていた。取材は、時間の経過とともに次第に過熱し、私に言わせればセカンドレイプのような状態になっていった。子どもへの直接の取材は止めてほしいと伝えても、マスコミから返ってくるのは「子どもたち、笑顔じゃないですか」という言葉であった。前向きな姿勢が賞賛され、悲しむことが許されず、大人に合わせて必死に笑顔をつくる子どもたちが大変痛々しかった。その後、子どもたちのケアには半年間たずさわった。

子どもたちのケアをしながら、並行して進めなければならないことがあった。前述したように、当地で開業していた精神科病院が閉鎖され、クリニックも一時休診の事態となっていた。しかし、地域には医療を必要とする精神障がい者と、大きなこころの傷を負った被災者が大勢いた。何とかして精神科医療の体制を立て直す必要があった。

●設計図づくりが始まった

3月29日、福島県立医科大学の精神医学講座の教授の発案で、公立相馬総合病院に臨時の精神科外来を開設することとなった。県立医大と県外からの支援医師による診療が開始された。もともと同院には精神科がなく、あくまで臨時であるため、その日に空いている科の診察室を間借りしての診療であった。小児科、整形外科、皮膚科、ときには眼科でも診療をした。最初のうちは、受診者のほとんどが、通院先をなくした精神障がいの方だったが、震災後2ヶ月を経過したころから、潜在化していたアルコール依存、児童虐待、ＤＶ（ドメスティック・バイオレンス）等の問題が生じてきた。そのような不安定な医療体制が、２０１１年末まで続いた。

他方、臨時外来を開設して程なく、南相馬市内のクリニックが再開し、一部病床をふくめて部分再開した病院もあったが、その継続性はわからなかった。避難した医療スタッフが戻ってこないため、結局、震災前と同じような機能を回復させることはできなかった。医療は生活の根幹である。私は、地域の再生はあるのだろうか、と暗澹たる思いを抱いていた。

臨時外来を続けるうちにいくつか課題が浮かんできた。

(1) 固定した医師とスタッフによる医療の提供が不可欠であること
(2) 仮設住宅や自宅に訪問する保健活動が必要であること
(3) 切れてしまった福祉事業所のネットワークを再強化すること
(4) 市町村や県の保健所との連携を構築すること

これらの課題は、震災前からの支援対象だった精神障がい者だけでなく、被災者全般に当てはまり、多種多様な対象者を受け入れる可能性が想定された。まさに、包括的かつ集中的な地域精神保健・医療・福祉の活動が求められていた。

大型連休の5月3日、全国各地から多くの支援者が集まってくれた。関係者宅の居間を借り、膝を抱えるようにひしめき合いながら、今後の方策について話し合った。未曽有の災害であるため、アイディアを出そうにも何も考えつかない。単発の集まりでは無理だという結論に至り、会を発足して継続的に話し合いを持つこととなった。ここに「相双に新しい精神科医療保健福祉システムをつくる会」が誕生した（この会が、後にＮＰＯ法人格を取得し、広範な活動を展開することになる)。基本メンバーは、公立相馬総合病院での臨時外来を担ってくださった福島県立医科大学の精神医学講座の先生方、同大学の精神看護学の先生方、そして地元の精神保健福祉関係者である。毎週、大学で夜間の会議を持ち、私も片道50㎞の道のりを毎回通った。

この試みでは、まったく新しいシステムを構築する必要があったため、さまざまな関係団体に知恵を拝借した。まず、こころの健康政策構想実現会議（以下、実現会議）に協力を要請し、設計図を描き始めた。私は行政マンではないため、この設計図づくりには大変苦労した。実現会議の先生方に全面的なバックアップをいただき、何とか説明するだけの体裁を整えることができた。こうして、設計図ができあがった（次ページの図参照）。

次に待っていたのは、活動資金の獲得と拠点の整備である。大勢の支援対象者がいるため、描いた設計図を絵空事にするわけにはいかなかった。県の担当課と協働し、復興予算を充当してもらえるよう、方々に働きかけをした。今思えば、行政との協働作業はこれが始まりだったかもしれない。併せて、いくつかの財団の復興助成事業に応募し、何とか活動を始められるだけの資金を得る見通しが立った。ほかにも、Japan Society、米国日本人医師会をはじめとする各所からのご寄付、世界の医療団からの人的支援等、世界各地から温かいお気持ちを頂戴した。

最も時間を要したのが、活動拠点の確保であった。被災地であるため、なにせ事業所物件がない。空いている物件を見つけては、持ち主に交渉させてもらったが、なかなか色よい返事をもらえなかった。大変な状況であることは理解していただけるのだが、前例のない新しい試みであ

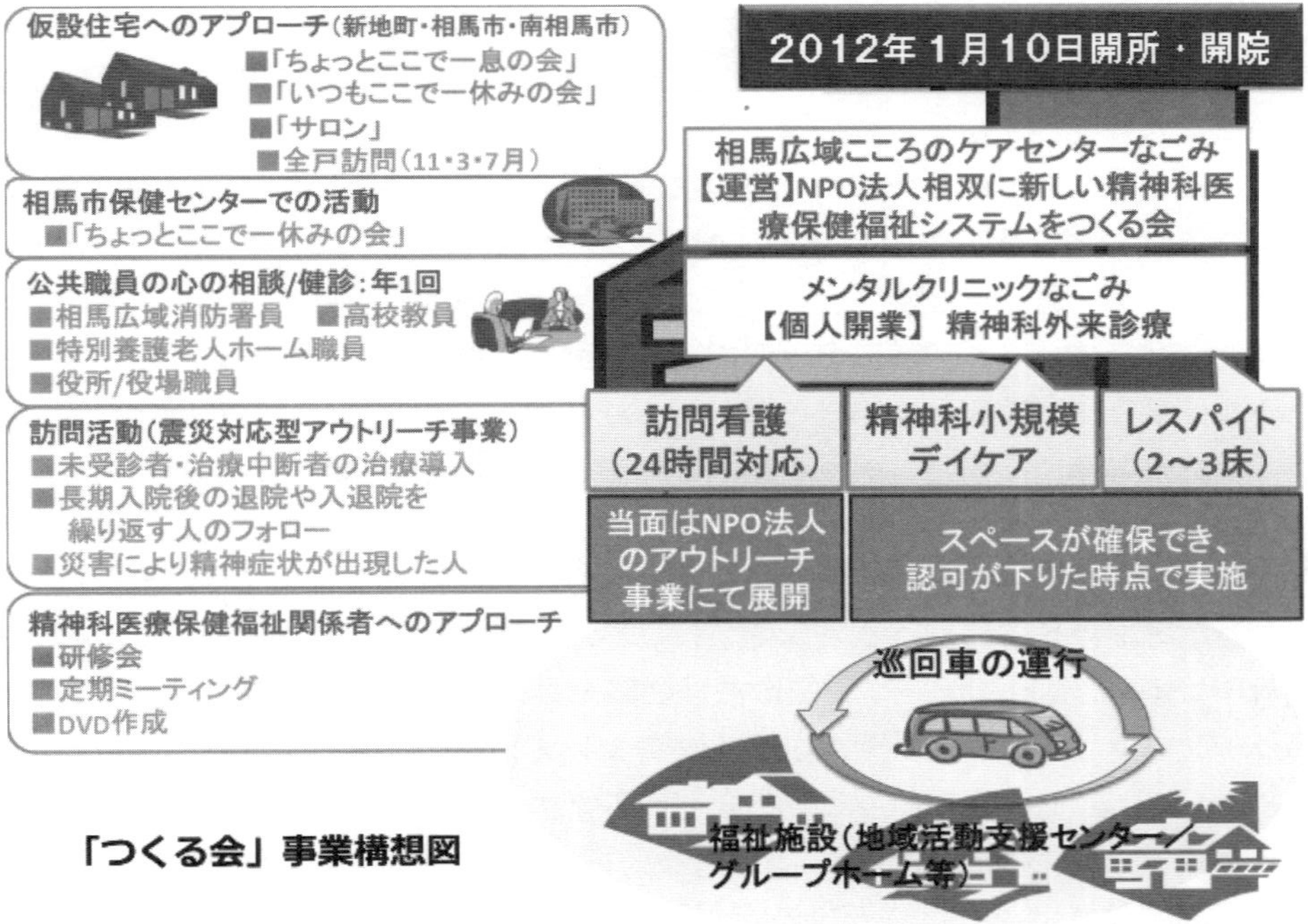

仮設住宅へのアプローチ（新地町・相馬市・南相馬市）
■「ちょっとここで一息の会」
■「いつもここで一休みの会」
■「サロン」
■全戸訪問（11・3・7月）
相馬市保健センターでの活動
■「ちょっとここで一休みの会」
公共職員の心の相談/健診：年1回
■相馬広域消防署員　■高校教員
■特別養護老人ホーム職員
■役所/役場職員
訪問活動（震災対応型アウトリーチ事業）
■未受診者・治療中断者の治療導入
■長期入院後の退院や入退院を繰り返す人のフォロー
■災害により精神症状が出現した人
精神科医療保健福祉関係者へのアプローチ
■研修会
■定期ミーティング
■DVD作成
2012年1月10日開所・開院
相馬広域こころのケアセンターなごみ
【運営】NPO法人相双に新しい精神科医療保健福祉システムをつくる会
メンタルクリニックなごみ
【個人開業】 精神科外来診療
訪問看護（24時間対応）
精神科小規模デイケア
レスパイト（2〜3床）
当面はNPO法人のアウトリーチ事業にて展開
スペースが確保でき、認可が下りた時点で実施
巡回車の運行
福祉施設（地域活動支援センター／グループホーム等）

「つくる会」事業構想図

り、しかも精神科過疎の当地においては、それ以上の協力を得ることは難しかった。やっとのことで、倉庫として使われていた物件を賃借できることとなり、建設業者にリフォームを依頼した。非常事態を察した業者が、わずか3週間で仕事を終えてくれ、私たちは当初の予定通りに計画を進めることができた。

幸い、新しい活動を始めるに当たって、マンパワーは確保できた。閉鎖された病院や福祉事業所のスタッフを雇用したためである。描いた設計図が現実のものとなった。

●大義をとる、という大義

2012年1月10日、「メンタルクリニックなごみ」と「相馬広域こころのケアセンターなごみ」が開設された。クリニックの開院には、初代院長をお引き受けいただいた沖縄の新垣《あらかき》元《はじめ》医師にひとかたならぬご尽力をいただいた。ここに衷心より感謝申し上げたい。

新垣医師は、公立相馬総合病院の臨時外来に何度か来てくださり、診療に従事してくださっていた。私たちは設計図を描きながら、クリニックの開院をめざし、管理者である院長を探していたが、全国的に医師不足が叫ばれるなか、被災後の福島県内で院長を見つけることは至難であった。そのような折、とある学会で新垣医師と鉢合わせし、院長探しのことを伝えると、しばし考えた後、一言「行こうか」とおっしゃった。その場にいた一同が騒然とするなか、新垣医師は「自分の病院も忙しいが、大義をとる」と言ってくださり、院長職をお引き受けいただけることとなった。

沖縄の病院の理事長であり、福島に赴任されるためには万難を排していただいたと思う。それでも、ご自身の病院を丸々空けることはできず、驚くことか、毎週沖縄と福島を往復するという信じがたい神業を為していただいたのである。こうして、当地に精神科クリニックが誕生し、新垣医師には、一年間にわたって院長職を務めていただいた。

なお、新垣医師の力だけで当クリニックの外来が成り立ってきたわけではない。全国から多くの先生方においでいただき、5年が経過した今も診療の一部を担っていただいている。この場を借りて、改めて感謝申し上げる。

Ⅲ　震災とは、個と集団と地域の人間関係の損壊

●震災とは物理的なエネルギーによる現象だけではない

震災とは、地震や津波という力学的なパワーや、放射能という物理的な脅威によって、被害を受けるということだけではない。震災は、個と集団と、近所づきあいと職場と地域における対人関係を破壊する（K.Erikson, Loss of Communality at Buffalo Creek, Am J Psychiatry 133, March 1976）。

それまで住んでいた土地や家を失って、狭い仮設住宅に夫や姑と向き合って過ごす時間が多くなった結果、夫や姑が憎くてたまらないという「家庭内不適応」に陥った人もおられる。ふだんは意見のズレがあってもお互いに距離を保って無事でいられたのに、震災という非日常の空間のなかで距離が近づきすぎてお互いの感情関係がのっぴきならないものとなり、ズレが露呈し、傷つくせいである。ふだん親しく話したことのない親戚たちと、10人以上の集団で大広間で何日も過ごした女性は、年上の親戚たちの言葉に今も傷ついている。つまり家族という枠組みは壊れないにしても、その枠組みのなかで震災は対立とトラウマを引き起こす。

それまで波風も口論も無く穏やかだった夫婦間が、震災によって、それまでは求められなかっ

た決断や態度を要求されたものの、十分な意見交換ができず、夫婦間の意見や感情の対立が生まれた場合もあった。夫や子どもたちとの間で続いていた感情的なズレが、震災を契機に離婚、子どもたちとの反目となり、その結果一人暮らしになった方もおられた。

避難先を転々としているときに、離婚や年寄りの死などの対象喪失が重なると、潜在していた危機的な対人関係はもっと危機的になる。震災前からのコミュニケーションのタフさが、震災のときに試されるのである。

●景色がちがって見える体験

震災の救援のために大量の人が入り込むことにより、今まで自分が属していた馴染んだ集団とは異なった、もっと大きな集団の渦のなかに、人々は投げ込まれる。あるいは、仮設住宅に暮らすときも、原発事故で避難先を転々とするときも、そしてある土地にしばらく住むことになったときにも、人々は今までの故郷の馴染んだ人々とは別の集団に適応しなければならない。何度も避難先を転々とするということは、何度も異なる人と集団に溶け込む努力をすることである。しかし初めての土地と初めての人々のなかで、すんなりと適応できるとは限らない。震災を体験し、避難するということは、大きさとメンバーのちがう新しい集団に何度も溶け込む努力を強いられることである。その際に適応能力が高い方が良いに決まっているが、人の適応能力には限りがあるので、避難を何度もくり返すことはいずれトラウマを受けることとなる。

ある少年は津波で町がやられた後に、地域に大量の支援関連の人々が入り込み、学校では転校して出ていく人と、原発事故で転入してくる人が多く、人の出入りの激しさと膨れ上がる町の変わりように圧倒された。自分の属する集団の、サイズと構成が、激しく変わり続けるからである。あるとき少年は、生まれ育った相馬の町の景色が相馬でないような気がした。景色がちがって見えたのだ。

少年は相馬の町からよその土地に避難したわけではないが、震災後の新しい集団との間で再適応することが求められた。同じ町にいたとしても、人々は再適応を求められる。震災とは、人間関係という次元のなかでかくも煩雑で微妙な調整を求めてくるのである。

●震災記憶のワープ症候群

Uさん（女性）は原発が爆発したあと、職場から帰宅して家族とともに避難した。雨が降るのが怖かった。何か所かを転々と避難した後に、今の町に落ち着いた。しかし周りは知らない人ばかりで、夫や娘と住む借り上げアパートには回覧板も来ない。

Uさんは、このような「自分の3・11」を語れる相手がいない。記憶のはるか奥に、「あの日の記憶」をありありと思い出せるが、「あの日」と「今」とを埋める記憶がない。

気がついたら、かつて一緒に話し、訪ね、近所づきあいした人たちとの連絡が、震災から1年半もの間遮断されていた。だから、「あの日」から「今」にワープしてしまったようだという。

3・11の記憶が、そこだけぼうっと明るい空間のなかにある。

左手の脱力がときどき起きる。食欲がまったくなく食べたいものを思い浮かべることができず、10キロも痩せた。くもった日は気持ちのテンションが下がる。買い物をして、冷蔵庫に物を入れてはボーッとする。食事していてもボーッとする。テレビを見ていても、うわの空になる。とにかく一日中ボーッとしている。悲しくないのに涙が出る。

Uさんの、これらの症状はさまざまな解離性の症状である。食欲がないのは機能性ディスペプシア、急に涙が出るのは、トラウマ記憶のかけらが解離性に侵入してくるからで、非定型うつ病の「わけもなく涙」と同じである。

3・11以来、それまでの人間関係から遮断され、そのことによって「あの日の記憶」が「今」にワープしたかのように、記憶の時系列が短縮している。個人の心が、いかに地域や近所の人とのつきあいによって支えられているかを物語る。そして、震災によって地域とのつながりが遮断されたときに、トラウマ記憶は変形した空間におかれ、それは現在とのつながりを持たないので、いつまでたっても過去形にならない。それは記憶のトンネルの奥に現在進行形の記憶として生きつづけている。

●避難することはなぜストレスなのか

内閣府の調査によると、福島県での平均避難回数は3・36回である（「東日本大震災における原子力発電所事故に伴う避難に関する実態調査」、内閣府、平成27年12月）。しかし避難回数とそのことによるトラウマのリスクの相関については調査されていない。

避難することとは、それまで所属していたなじみの集団から新しい異質な集団に参加することだから、当然にストレスは高くなる。今まで普通だと思っていたのに、「こんなに役に立たない上司だったのか」と愕然としたり、頼りにしていた同僚が頼りにならないことを知ったりもする。あるいは精神病的エピソードも生まれるし、性的な行動化や逸脱、あるいはレイプや略奪さえも発生する。たくさんの人が集まるので、たくさんの善が発生するし、なかには悪行も発生する。

同時に危機をともに無事に乗り越えたことによって、家族や夫婦が前よりもお互いの信頼を強め集団として成長することもある。引きこもりを続けていた人が、震災を契機に仕事に就かれた例も複数見られた。

太田は雲仙普賢岳火砕流災害の被災者において、避難回数が多いほど全般的に健康度が悪化しており「避難生活という環境因が住民のストレス度に直接反映している」としている（太田ら、『災害ストレスと心のケア』、１４８ｐ、医歯薬出版　１９９６年）。そして避難回数が４回を越すと不安や不眠・快感消失等の面で明らかに健康度が悪化するという（同書、１２６ｐ）。しかし福島県の原発避難者について、避難回数と健康度悪化との関係は調査されていない。

●危機を契機に信頼を強めた家族

Oさん（55歳）は職場にいて震災に見舞われた。海岸に住む妻と子どもたちが心配だったが、職場を離れることもできず、携帯電話での連絡も取れずに不安な思いでいた。他の人の情報では自宅一帯の家は津波で流された。その後、妻から無事を知らせるメールが入った。それで安心して被災者支援の仕事に没頭した。2日たって妻子がいる避難所を尋ねた。

妻は「追いかけてくる津波を見ながら、子どもたちと逃げてきた」と語った。Oさんはつくづく「大したものだ、すごいことをやりとげた」と妻に感動し、そう伝えた。これをきっかけに、彼の家族では震災前よりもお互いの信頼感が強まった。Oさんにそのカギは何であるかと聞くと、「家族が無事だったから」という。

もしも家族の誰かが犠牲になり、生き残った者が悲嘆の縁に立たされたとしたら、無条件でお互いを信頼してたたえ合うことはできなかったであろう。これはがんを宣告されることによって、かえって迷いがなくなり、生きることへの意欲と意志が高くなる「トラウマ後成長」（PTG）に相当する。PTGは個人レベルの成長であり、「震災後の家族の成長」は集団レベルの成長である。

恐らく危機をともに乗り越えて無事であるということが、相互の信頼感と生きる意志とを強めるものと思われる。逆の場合もあったという。震災のときに夫婦が離れ離れになり、夫は無事だったが連絡しなかった。1週間ぶりに夫は帰宅したものの、妻にとっては「震災直後の辛かった日々」の思いが何も共有されなくて夫婦が対立した。震災で無事だったとしても一緒に乗り越えた体験がなければ、家族のズレが生まれる。

●原発事故は職場などの集団を分解する力がある

会社等の組織で働いていた個人が、原発爆発という未曽有の出来事に直面し、組織として避難を決定しないために個々人は自主避難を選択し、そのことが組織のなかで感情的なあつれきを生んだ場合もある。ただし、自営業の人の場合には問題にならない。

自主避難した人にしてみると、生きるか死ぬかの瀬戸際で、家族や子どもたちと生きることを選択したという行為は、自分に対して十分な説得力を持っている。

他方でわが身を捨てて押し寄せる避難者に対応し、気がつけば同僚が避難していなくなり、今も割り切れない思いを残している方もおられる。津波からの避難とちがって、原発事故による避難においては、個々の判断により集団が分裂させられる。そのことのために、震災から5年経っても職場で向き合って会話できないという例も聞いた。

前述のような「危機を一緒に乗り越える体験」は家族や集団の凝集性を高める。その結果、家族という価値を高める。

いっぽう原発事故に際して避難するかしないかという判断は、職場や地域という「そもそもの集団の目的」を超えた生存権に関わる判断を個人に要求する。だから、原発事故は職場などの集団を分解させる力があるのだと思う。個人の生存をとるか職場という集団を取るか。憲法25条で個人に保障する生存権を認めるか認めないかという問題である。住民避難を誘導していた地元の公務員たちの前で、それまで一緒に活動をしていた自衛隊が撤退していった。そのことで、未だに自衛隊を恨んでいる方もおられる。原発事故は、それくらい集団を分裂させる。

震災はさまざまな対人間のストレスやトラウマをひきおこす人間的な過程である。とりわけ原発避難においては、「家族、職場、近隣や地域」という人間にとって欠かすことのできない集団のどれに属し続けて、どれを失うかという決断が求められる。私たちは、そんな大きな決断は平時においてはできない。

●集団のトラウマが修復されなければ個人のトラウマはシェアされない

地震と津波にやられて、てんやわんやのところに追い打ちをかけた原発事故。何十人もいた職員が、自主避難して翌日には10人をきってしまった。徹夜で働いていて自分たちの食べ物もなくなった。このときの寂しさを語るAさんは唇をかみしめる。「自分たちが職場を守った」という充足感はない、「職場であんなに輝いていた人たち」が去って行ったことがショックだったという。落ち着いてから同僚たちは戻ってきたが、いまだにその同僚たちと震災時のことについては語らない。原発事故が起きてから、それまで親しくしていた友人をふくむ同級会を開けなくなったという方もおられた。震災によってちがいが露呈され、破綻した対人関係を、どのように再修復するかはとても難しい。場合によっては職場がぎこちなくなる。

しかし被災地では「自分の3・11」や「あなたの3・11」を語る場面はとても少ない。人口のぶんだけ「私の3・11」があるのだが、それは心のなかに封印されている。

手間暇がかかっても何年かかっても、私たちは「一人一人の3・11」を聞かなければいけないのだと思う。被災地の人たちは、すべて「自分の3・11」を語る権利があり、そして悲しむ権利がある。

沖縄戦から70年経っても、戦争体験高齢者の記憶は火のように熱く、今も彼らは花火や雷の音におびえ、そして眠れないで苦しんでいる。それを思えば福島の被災地でも、向こう何十年にもわたって、震災を語ることが求められるだろう。そのためには「それを聞く人」を育てなくてはならない。

●「命をかけて○○する」はすべて虚偽選択

職場を離脱したことの負い目に悩んだ人はたくさんおられる。原発事故のとき、娘たちから「お母さん、帰って」といわれて職場を離脱し、夫や子どもたちと一緒に避難したBさん（女性）がいる。Bさんも、仕事上の義務を果たすことと、家庭の一員であることとの選択に迷った。職場の上司からは、留まれとも避難していいとも、指示はなかった。彼女は、心を鬼にして「恨まれても家庭をとらせてもらいます」と上司に伝えて離脱した。

Bさんには、「自分の判断を信じる強さ」があった。組織から離脱することによって失うものや傷つきを引き受ける覚悟があった。私は彼女の決断に賛成する。むしろ個人の人格の強さをここまで求める状況とはなんだ？　個人をここまで追い込んでいいのか？

組織や職場に属していて職場が避難指示を出さなかった場合、避難するか否かの判断が個人に任された。しかしその判断とは、「あなたは憲法25条の生存権を要求するのかしないのか？」と個人に答えを求めるようなものである。個人の生存権と引き換えに手に入れる価値なんて、この世にあってはならない。職場や地域や近隣から離脱することによる傷つきはあるとしても、そのことの責任は避難した人にも、避難しなかった人にもない。

しかし実際には、具体的な人と組織との間で、人は迷う。自主避難したある女性は、「私たちは持ち家がなくて、少し貯金があった。自主避難に踏み切ったかどうかって、そのくらいのちがいしかないでしょう。今だって避難したい人はいる。」という（日野行介、『原発棄民』、228p、毎日新聞出版、2016年）。

原発避難のようなとんでもない事態に直面したときには、この女性のように、「少し貯金があったから」とか「まっいいか」という軽い決断でいいと思う。決断は軽く、生きる執念は重く、である。

生存権の存否判断とは、もはや個人の責任を凌駕しており、個人が判断する必要のないものだから「虚偽」と言う。原発事故が、「家族という基本的生存権に等しい枠組み」から離脱するかてよと個人に求めたことは、あまりにも過酷である。東電は、憲法で謳われた生存権さえ捨どうかさえ個人に求めたことは、あまりにも過酷である。東電は、憲法で謳われた生存権さえ捨てよと個人に求めた。そんな権利が東電という一私企業にあるものか。

もしも事故当時、私が原発被災地に近い病院にいたとしたら、たぶん私は職場で患者さんのケアのために居残ると思う。しかし「命と引き換えに手に入れる価値はない」のだから、それも虚偽の選択でしかない。たまたま歩いていて立ち木にぶつかったようなものだと断じ、甘んじて受け入れよう。

特攻隊のように「命をかけて患者さんを守った」という評価には反対だ。生きることの価値以上に、この世に絶対的な価値は存在しない。だから「命をかけて○○する」というのはすべて虚偽である。命は何事にもかけてはいけない。大切なのは沖縄の「命どぅ宝」（ぬちどぅたから＝命こそが宝）である。

●原発は家族や地域などの既存の価値を超法規的に破壊する

幼い子どもを持つ母親は放射能を恐れて福島から避難を決め、夫や祖父母との間で家庭が分裂する。東電補償金の有無によって近隣関係も分裂する。しかし、地震・津波では家族や近隣は分裂しない。「難民」としての彼らは、生活も対人関係も金銭感覚も人生設計も「とりあえず」のものとなる。東電からの補償金が入ったとしても、5年先10年先に自分がどこにいるか、どういう職についているのか、先の生活設計がまったく立たない状況では、計画的な貯蓄につながりにくい。

NHK ETV特集の「ホームタウン〜福島県南相馬市小高区で会った人々〜」（2016年3月5日、23時放送）で、ある男性は、「自分たちは原発がいいと信じてきた。東電とともに将来があるものと思っていた。しかし原発に裏切られた」と。同時に「裏切られた自分たち」によって、「孫たちは自分たちに裏切られた」のではないかとさびしそうに語る。原発は地域の未来を奪っただけではなく、子や孫の世代との間でも分断をきたした。

事故がいったん起きれば、家族というつながりも、子や孫との世代間のつながりも、地域の人のきずなも、原発はばらばらに分解する。そもそも原発とは一般民衆の生活のはるか上にあって、事故が起きると超法規的にそれらの人々の生活を破壊する。一瞬にして憲法で保障された権利を奪われるというのは、ファシズムと同じだ。原発との共存は原爆投下直前の広島の街で生活するようなものである。

●震災後に人づきあいの範囲が減少

多くの人に「震災前の人づきあい」と「震災後の人づきあい」について変化を聞いてみると、概して「震災後に人づきあいの範囲が減った」という。

震災とは「個人と集団と地域の対人関係の破壊である」と述べたが、震災にまつわるそのような人間的過程はなかなか回復しないのであるまいか。しかしなかには、もともと明るく社交的な性格で、友だちと温泉に行く回数が震災後に増えたという方もおられる。あるいは、震災支援で知り合った人と連絡を取り続けているとか、震災を契機にそれまで連絡のなかった人と連絡し合うようになったという方もおられる。つまり個人の積極的な姿勢によっては、つきあいが拡大することもある。震災前よりつきあいの範囲は減ったが、より選択的になった、つまり意識して相手を見定めてつき合うようになったという人もおられる。それは新しい対人関係の再生の形なのだろう。

●ふだんの適応力や人格が震災によって発展する

仮設住宅では、ほとんどプライバシーは保障されない。しかし良いリーダーやメンバーに恵まれるならば、逆に腹を据えて他の住民たちと仲良くして、全体としてよく助け合う集団を作った人たちもいる。大人がそのように一体感を持てることによって、子どもたちも「仮設住宅の生活は毎日が合宿」のように楽しい場であったという。

もちろん、仮設の狭い空間で共同生活を強いられ、眠れなくなったり、震災体験がフラッシュバックしたり、パニック発作が出現した場合もある。ふだんから人のなかに入ることに抵抗がある人たちにとっては仮設避難所はつらい。

仮設住居での近所つきあいをはじめとして、震災後に自分が属することになる新しい集団のなかでどれだけ肯定的な生活ができるかは、震災前からの対人関係能力にかかっている。そして

「家族が無事だったから」震災前よりも信頼感を高めることができたというOさんの言葉のように、近親死等の対象喪失が無い場合には、一人一人が震災後の新しい集団にうまく適応していけるのであろう。

仮設住宅や避難先での「新しい適応」と、離婚や近親死などの「悲哀の仕事」との二つをこなしていくのは、負担が大きすぎる。

●相手に対する信頼とは、「まっいいか」という能力

そもそも対人関係を結ぶ際に、私たちは「100％一致できる」から他人とつき合っているわけではない。人格が異なるのだから意見のちがいは当然ある。しかし「そのちがいをお互いに認め合う」から対人関係を結ぶことができる。いわば「ちがいがあっても、まっいいか」という「対人間のあそび」空間があって対人関係は成り立っている。

しかし今回の震災のように、ふだん体験しない生命の危機や喪失の淵に立たされるときには、これまでの対人関係が試される。「まっいいか」が見直しを迫られて、「それではだめだ」という結論に至ることもありうる。

すると、対人関係や友人関係にひびが入る。これまでの生活では「まあまあ」と嫌なところに目をつぶってつき合っていた親せきとの間が、破たんして関係が悪化したケースがあった。家族内でも夫婦間でも、中学生同士でも、それまでの肯定的な関係にひびが入ったケースを見聞きし

た。

ところで相手を「まっいいか」と肯定できるということは、相手を受け入れる自分のことを「まっいいか」と肯定できることが条件だ。とすると震災で傷ついた被災者が、避難先や仮設住宅で対人関係を築くということは、とてつもなくハードルが高いことである。

被災地でボロボロに苦しんでいるときに、他人を「まっいいか」と受け入れることは別の新しい傷つきを生む可能性がある。

震災はその地域のすべての人々に対してトラウマ的に作用し、同時に震災以後の日々はトラウマからの修復過程でもある。震災後5年を迎えるということは、人と人が5年かかってお互いの間で努力して「対人間のあそび」を再建し、再びつき合っていくための再調整することである。

●人災は天災よりも痛みが強く、怨みをのこす

たとえば子どもが道で転んで膝に擦過傷を受けたときの痛みと、親の虐待によって手足にたばこの火を押しつけられてできた傷の痛みとでは、質が異なる。親から受けた虐待の記憶は、感情的な不条理感とトラウマ記憶とを刻みこむ。

沖縄戦の砲火のなかを逃げるときに足にけがをした少女を、父親は「置いていけ」と言った。そう言って壕を出た父親は爆弾の直撃を受けて即死。しかし彼女は、「置いていけ」と言った父親の墓に最近までお参りできなかった。70年たっても父を許せなかったのだ。父親の発した「置

いていけ」という言葉は、少女からすると親として、人間として許せない言葉だったので、彼女は70年経っても傷ついている。

原発事故も、安全神話に乗っかった、人為的な失敗だった。これを人災といい、東電は加害者と呼ばれる。東電は自らの失敗により、被災者にたいして経済的・社会的・人間的に未曽有の損害を与えた。

原発事故により心の傷を受けた住民たちの記憶は、トラウマ記憶として脳内ふかく刻みこまれる。そして被害の体験は、加害者の言動にいちいち反応する。心の傷は加害者の言動によってかきむしられ、そして怒りや怨嗟の声となる。加害者がしんそこ反省して謝罪することがないと、被害者の心の傷は癒えない。

原発事故で避難し家族の分断を経験したある高齢女性は、原発再稼働のニュースを聞いて身を震わせんばかりに憤った。原発事故による心身の傷と痛みは脳に刻み込まれたトラウマ記憶なので、心身が勝手に反応する。それは、生理的反応であって、理屈ではない。

●5年たっても7割が津波を思いだして、「つらい」

共同通信が２０１５年12月に福島、宮城、岩手３県の津波被災者３００人（各県１００人）に対面で聞き取り調査を行った（沖縄タイムス、２０１６年2月1日付）。それによると、「震災発生当初を思い出し、今もつらいと感じることがあるか」との問いには、「よくある」が26・３％、「ときどきある」が46・3％と答え、あわせて72％に上った。「よくある」「ときどきある」の計２１８人に、どのようなことを思い出してつらいかを複数回答で尋ねたところ、「家族や親族、親しい人を失くしたこと」が47・3％と最多で、そのために眠れない人や「生存者罪悪感」に苦しむ人も見られた。

いっぽう福島県は２０１４年１月から２月にかけて、東日本大震災と原発事故で県の内外に避難する県民（自主避難者をふくむ）を対象とした初の意向調査を行った（福島民報、２０１４年４月29日付）。

それによると、避難した世帯の48・9％が２か所以上に分散して暮らしていた。避難後に心身の不調を訴える人がいる世帯は67・5％で約７割を占めた。

心身不調の内容については、「何事も楽しくない」57％、「よく眠れない」56・7％と高率である。次いで「イライラする」48・4％、「憂うつで気分が沈む」47・3％、「疲れやすくなった」46・8％、「孤独を感じる」42・4％となっている。

避難生活の不安やこまりごとについて聞いたところでは、複数回答で最多は「住居」で63・4％、「体の健康」63・2％、「心の健康」47・8％と続いた。避難区域外から自主避難している方たちにおいては「生活資金」の61・7％が高かった。

家族分散が５割というのはとても高い。心身の不調を感ずるものが家庭にいるという世帯が７割を占めるというのは極めて高率である。さらに「何事も楽しくない」「良く眠れない」「イライラする」「憂うつで気分が沈む」「孤独を感じる」などと精神症状が並んでいることをみると、避難民の健康度はとても悪い。治療が必要な人もたくさんふくまれているはずである。

●被災地の子どもの心

宮城県沿岸部の、東日本大震災で被災した小中学校の校長に対するアンケートによると、7割が「自校の児童・生徒に震災の影響がみられる」と答えている（河北新報によるアンケート、東京新聞、2014年1月7日付）。

この調査の内訳は深刻だ。子どもたちをおそっている問題のトップは「家計が苦しい」53％、「家庭学習の場を確保できない」が52％と半数の子どもたちが勉強する空間がない。次いで、「家庭内の問題で精神的なストレス」が42％、子ども自身が教師の目から見て「精神的に不安定」というのが39％。「体力低下」が30％、「学力低下」が20％と続く。同報告では、「震災のストレスや不安感によって集中力が低下し、授業に集中できない」児童生徒の存在を指摘している。

子どもたちをめぐる同様の状況を、被災地の教育関係者からもお聞きしたことがある。私もボランティア用の仮設住宅にしばしば泊めていただいたが、仮設住宅では、テレビのリモコンを押すと隣のうちのテレビのスイッチが入るくらいに壁が薄い。子どもたちにとっての居住環境としては最悪である。

おおむね四畳半二間の空間だが、テレビのおいてある狭い居間が、家族の食事の場であり、子どもが勉強する場であり、大人がくつろぐ空間であり、夜中に両親がセックスする場所となる。子どもは、幼くしてみてはいけないものを見てしまう。そして児童・生徒が安心して勉強してくつろげる空間は仮設住宅には存在しない。

もとより震災による精神的な打撃によって集中力はなくなっているので、授業に集中できない。したがって学級崩壊状態だという。

子どもの災害体験は、災害そのものの恐怖体験と、親自身が恐怖におののく姿を見ることとによる。したがって母が被災して精神的に行き詰っているとき、それまで信じていた「強いおとな」を喪失し、子どもが二次的に強いストレスを体験する。

私もそんなお母さんの相談にのったことがある。彼女は原発立地の自治体から避難しておられた。彼女は抑うつ的で、リストカットをくり返しておられた。後で聞いたら、彼女は自分の幼い子どもと夫に対して、激しく攻撃し暴力を振るうので家族がこまり果てていた。いま思うと、日常的にフラッシュバックが起きていたとするならば、そのような怒りっぽさは理解できる。

しかし問題は、母親から攻撃され、虐待される幼い子どもの悲しさだ。母親に何が起きているのか分からないままに、恐怖と悲しみと孤独の谷底に突き落とされるのだから。

このような子どもたちが3年後、5年後、10年後、20年後、50年後に、福島県の社会のなかでどのような行動をしめすのだろうか？

●幼い子どもたちの静かな心

岩手、宮城、福島の3県で、震災当時保育園の3～5歳児クラスだった子どもたちに対して、震災1年半以降に厚労省研究班（代表、呉繁夫東北大学教授）が行った調査は興味深い（毎日新聞、2014年1月27日付）。調査は、岩手県の宮古市、陸前高田市、大槌町、宮城県の気仙沼市、福島県の福島市、いわき市、南相馬市、富岡町（全町避難中）を対象とし、比較する非被災地として三重県でも同様の調査を行った。その内容をまとめると、

・精神的な問題があり、医療的なケアを要する子どもが25％に達する。
・主な被災体験は、「津波を目撃」が最も高くて44％、「両親と一時離れ離れになった」が39％、「避難所生活を経験」が30％、「自宅の崩壊、流失」が25％、「火災を目撃」が21％、などである。
・調査関係者によると、「友人を亡くした」、「家の部分崩壊」、「津波の目撃」、「親子分離」などが主な原因として挙げられている。
・対照とした三重県では同様の状態の子は、全体の8・5％にとどまり、被災地はその3倍に達した。
・めまいや吐き気、頭痛、押し黙りなどの症状があり、このまま放置すると、学習や発育に

障害が出て、将来の進学や就職などにも影響する可能性がある。

・阪神大震災では、学力低下や攻撃的行動、引きこもりなどが認められて配慮が必要となった児童・生徒は、震災から3～4年後にピークに達した。

・神戸で震災時に3歳児の心の相談コーナーを設けたが、そこに相談に訪れた子どもたちが5年後、小学生になってから様子を聞いたら、「ちょっとしたことでイライラする」、「親から離れたがらない」、「トイレやふろに戸を開いたままでないとはいれない」など、3歳児のころから問題が持続している子どもが多かった。

・一見「静かでおとなしい良い子」とみられる子どもが精神的な問題を抱えている例が多い。

・外見からわかりにくい不安や落ち込みなどの問題行動（内向的問題行動）を抱える子どもの割合は、非被災地の子どもの4・5倍に達した。

・暴力など目に見える外向的問題行動を抱える被災地の子どもは、非被災地の1・9倍だった。

この結果に私は衝撃を受けた。何も言わない幼い子どもたちの心のなかで、震災の体験は確実にトラウマ記憶として刻印され、静かに、その存在を発信し続けていたのだ。

●幼児期のトラウマと発達性トラウマ障害

このような、何も言わない幼い子どもたちの心のなかに刻み込まれたトラウマ記憶は、将来「障害として発達する」。ヴァン・デア・コルクは、「ライフサイクルの早期に生じたトラウマは、心理的プロセスや生物学的プロセスの制御にかかわるシステムの成熟に根本的な影響を与える」といい、彼はそれを発達性トラウマ障害と呼んでいる（ヴァン・デア・コルク、『トラウマティック・ストレス』、序文xi頁、西澤哲訳、誠心書房、２００１年）。

友田明美によるとこの発達性トラウマ障害とは、「発達性トラウマ障害は、幼児期に反応性愛着障害の病像を呈し、学童期前後に多動性行動障害へと進展し、ＰＴＳＤの症状の出現とともに解離症状が明確化し、そして青年期には解離性障害や非行へと展開し、成人期に至ると最終的には複雑性ＰＴＳＤの臨床像へと進展していく構図である」という（友田明美『新版・いやされない傷』１３７〜１３９p、診断と治療社、２０１２年）。

パット・オグデンは、「幼児期のトラウマ体験はその後の彼の精神的対人的な発達に関して進行性（progressive）に悪化をもたらす」と言っていた（ＥＳＴＤ　２０１４、コペンハーゲン）。

あるいは、沖縄では戦後18年たった１９６３年（昭和38年）が「戦後最悪の少年非行の年」だった。すなわち、「青少年非行が戦後最高だった。４８６５件の少年事件が発生し、そのうち強姦、強盗、殺人、放火などの凶悪犯が43％を占めた」（拙著、『沖縄戦と心の傷』、１６５ページ、大月書店、２０１４年）。この非行の爆発的な増大は、沖縄戦と戦後の欠乏のなかで児童が体験したストレスによって、幼児期のトラウマ記憶が発達した結果ではないかと私は考えている。

福島の震災や原発避難や仮設ストレスによるトラウマは放置するならば、年月を経るごとに沖縄なみに「総合的・包括的」に「発展」していく可能性がある。ヴァン・デア・コルクは、そうしたトラウマを体験した子どもたちには特別のカリキュラムを用意すべきだという。学力低下が「拾わなくてもいいトラウマ」を拾って「雪だるま」が大きくなるからだ。

福島の子どもたちのなかで発達性トラウマ障害が、「大爆発」にならないためにはどうしたらいいだろうか。

●被災者の心と将来への影響

なぜか福島県では、子どもや住民のメンタルな側面の調査が行われていない。たとえば原発避難者、幼児、子ども、若者、高齢者等、避難によってもっともストレスをこうむりやすいグループに対して、ＩＥＳ-Ｒ（出来事インパクト尺度）など標準化された手法の調査を行うべきだろう。岩手県や宮城県よりも震災後に自殺者が増えているのはなぜなのかと為政者は考えないのだろうか。かつて新潟県精神保健センターが、震災と避難と自殺との緻密な調査分析を行ったことがあるが、福島県では県も保健所も医者も誰もそこに目を向けないのはどうしてだろうか。もしかしたら、東電に対する損害賠償請求が増えることを恐れているせいだろうか。

早稲田大学の辻内琢也は、埼玉、東京、福島で原発避難者のＩＥＳ-Ｒを用いてトラウマのリスク調査を行ったが、明らかに異常に高かった。「避難者の４割がＰＴＳＤを抱えている可能性がある」としている（ＮＨＫハートネットＴＶ、２０１５年５月26日）。

このままでは、いま大人である被災者は高齢になって老いに直面したときにＰＴＳＤを発症する可能性がある。沖縄ではそうだった。

いま子どもである被災者は、ゆくゆく、青年期に達して以後、別の困難に直面したとき、対人関係の不調、うつ病、不眠、自殺、非行や犯罪、リストカットなどの形で今回の震災トラウマが表面化する可能性がある。

Ⅳ　いまも震災直後の衝撃と混乱が続く福島

●福島の震災――解決を長びかす多くの要因

福島の震災は、地震・津波という自然災害、原発事故という人為的災害（人災）との複合した災害である。

そして人災の解決とは、被災した人間の感情や思想をテコにした、補償金や謝罪や誠実さを加害者に求める交渉になるので、解決に関わる因子は自然災害よりもはるかに多変量だ。つまり天災よりも人災の解決には時間がかかる。

とりわけ福島の人災の部分、つまり原発事故の解決には多大な時間と労力とを要する。原発事故は、帰る土地がないという難民状況、放射能による健康問題や補償交渉、除染や帰還問題など多岐にわたる課題を含む。しかも悪いことには、補償交渉は加害者である東電という民間企業に丸投げされた。加害者が保障金の額を裁定するというのでは、社会的な公正さは期待できず、解決は長びく。

福島で震災からの立ち直りが遅れている大きな理由は、帰る土地と生業《なりわい》とを奪われた災害だという点にあるだろう。神戸や三陸では帰る土地も生業のもとである海も残った。福島では帰る土地も生業も失った。生業を失った農漁民や商店主などには、出稼ぎか日雇いか除染作業員しか食べていく道は残されていない。それは国内発の新しい難民状況である。だから生業の補償がきちんと行われ、宮地が「移住のリスクと対策」として指摘している項目（本書107ページ）などを充実しないと、「衝撃と混乱期」がこの先も続き「復興期」に入っていけないように見える。

●震災初期の状態が続く福島の震災

ラファエルは災害に対する適応過程を、「衝撃期」、「ハネムーン期または治療的コミュニティ期」、「幻滅期」、「再適応期」に分けた。

神戸の震災では焼跡を整理して土地は残ったので、再開発して新しい街を作った。三陸の海も海底のガレキを数年かけて取り除くなら、豊かな漁業（生業）は復活する。しかし相馬の海は今も週に1〜2回の試験操業に出漁するのみで、これでは食っていけない。いつになったら毎日船を出せるのか、見通しがない。相馬の漁民は生業を失った。放射能汚染によって農地を失った農民も生業を失った。自営業者も他の都市に避難して生業を失った。

その結果中高年が迫られる転職とは、決して再適応ではなく、破滅と絶望である。ラファエルの「再適応期」は原発避難者には来ない。

メルトダウンした原発から汚染水が海に流れ出るので、漁民と住民は今も震災の「衝撃」を受け続けている。福島県の内陸と全国各地には10万人もの避難者がいる。そんな福島は、ラファエル風にいえば「震災直後の衝撃と混乱」が同時に、「幻滅期」に移行して、「再適応期」はいつになったら来るのかわからない。

近年の日本の震災で、このような「帰る土地」を失った福島型の震災は、雲仙普賢岳火砕流災害（1991～1995年）、三宅島の噴火（2000年）、口永良部島の噴火（2015年）などである。規模と被災者の生活状況から言うと、雲仙普賢岳災害が福島の震災に多く共通している。いっぽう東日本大震災の被災地でありながら、原発事故のなかった岩手と宮城は、どうにか「再適応期」に入りかけようとしているように見える。

●原発事故の受容―天災とのちがい

ラファエルの「ハネムーン期」には、生き残ったことの至福、被災者同士の連帯感、世間的な常識や対人関係に縛られない解放感、貧富の差の消失による平等感などにより、気分が一時高揚する。

しばしば希望にさえ満ちたこのステージは、人為的災害より自然災害のときに発生する。自然災害によってなぎ倒された無力な自分であれば、相手が自然だからと、人は苦しみぬいたあげくに受け入れざるをえない。災害や障害や喪失を受容するということは、それらの前にはすっかり無力でしかない自分を受け入れるということである。我々は自然の力の前には無力なので、悲しみは当分癒えないとしても、残された家族や近隣の人々と共に生活の再建にむかうしかない。

しかし線路の整備不良による列車脱線事故や、定員オーバーの船の転覆など、加害者の不注意による人災の場合には、「邪悪な加害者」への怒りでいっぱいになり、被害をすんなりとは受け入れ難い。

原発事故も人災だった。しかも原発事故にはさらに、いつ終わるとも知れない「目に見えない」恐怖がつきまとうので、避難し終わったとしても「ハネムーン」または「災害ユートピア」の高揚気分はありえなかった。福島の震災支援に向かった自衛隊やＤＭＡＴ（厚労省による災害派遣医療チーム）さえも途中で引き返した。

●災害による転職という過酷なストレス

共同通信が行ったアンケート調査によると、避難を体験した人の47・3％が世帯収入が「減った」といい、「増えた」は8・7％だった。「変わらない」が43・7％あったが、以前から年金暮らしの人が多かった（福井新聞、２０１５年2月22日付）。この調査は震災による避難を体験した岩手・宮城・福島の各県１００人ずつを抽出して調査した（しかし、福島の震災の内容は岩手・宮城の震災と質が異なるので、１００人ずつ抽出して平均することには無理がある）。

原発事故によって若年労働者がいなくなった町工場では、高齢の従業員によって今はかろうじて生産はつづいているが、5年先に会社が存続しているかどうかは分からない。福島では生業の存続が脅かされている。生業を失うかどうかによって、震災の性質も復興に向けたスピードも変わる。ある村は帰還をめざしているが、その村から来ている人は、「帰るという人は、年金以外に収入のない人ばかり。どうするべ？」となげいている。

太田によると「災害による失職と転職は常に絶望感と無力感を伴う」もので、それは通常の転職のストレスとは量的にも質的にも異なり、深くて重いという（『災害ストレスと心のケア』、75p、医歯薬出版、１９９６年）。平時の社会における転職と、災害による転職とは意味がちがうのである。

帰る土地を失った雲仙普賢岳火砕流災害の様子を太田の記録から引用する（同火砕流災害は、１９９１年に長崎県を襲い、死者・行方不明者43人と1万人を超える長期避難民を生んだ）。

> 農地を失った者、牛舎・豚舎を焼かれた者、自分の経営する店を失った者など、仮設住宅は失職者の集まりであった。30歳代から60歳代の失職者は、農地を他の土地に求めたり、出稼ぎに出たり、日雇い労働者となったり、職業訓練校に行ったり、家族を養っていくために苦しい努力を続けた。（略）災害前に農業近代化や事業拡大をめざし多額の負債を抱えた住民は、身体を資本に日雇いの土木工事に出るしかなかったのである。

この引用部分を読んでいると、Wさんの体験と重なってみえてつらかった。釣り船業者をしていたWさんは、放射能によって海が汚染されて釣り船の運航を禁止された。生計の道が閉ざされたので、東電に補償金を求めたが、「漁師でない」として補償金は断られた。やむなく彼は除染作業員として肉体労働に従事して現金収入を求めた。東電と交渉しながらの怒りと心労、さらに肉体労働の過酷さによって、Wさんはひどい不眠と、首から肩の痛み、フラッシュバック等に悩まされるようになり、当院を受診された。それらの心身症状の第一義的原因は原発事故にあるとして、私は診断書と長文の意見書をADR（原子力損害賠償紛争解決センター）に提出した。しかしADRは「症状と原発事故とのあいだの因果関係は認められない」としてWさんの訴えを却下した。

海と共存して生計を立ててきた人たちが海を奪われるなら、肉体労働か転職しか生きる道は残されていない。若者の転職には夢も希望もあるが、何十年もひとつの仕事で生計を立ててきた人たちが中高年になってから転職を迫られることは残酷だ。妻子を抱えた中高年男性がWさんのように、除染作業員などに転職して、そのあげく健康を損なってもADRは責任をとってくれない。

●再スタートするために必要な謝罪――人災だから

原発事故が起きた年の12月に野田内閣は原発事故収束宣言を打ち出した。しかし、いまだにメルトダウンした格納容器内の放射能デブリがどこにあるかさえも分からない。それを想えばこの収束宣言は早すぎた。否、あのとき必要だったのは収束宣言ではなく、東電と国が事故にきちんと向き合い、謝罪し、「安全神話」が安全でなかったことを認め、事故を事故として受け入れ、被害をこうむった人たちの生業の補償をきちんと行うことを表明することであったと思う。謝罪も反省も無く原発事故は収束されてしまった。

しかし、挫折や失敗や喪失や障害は、事態と以下のように向き合ってこそ、しみじみと受け入れて立ち直ることができる（悲哀の仕事）。

病気や障害を宣告された人は、最初は降ってわいたような事態にショックを受ける。次いで、まさかそんなはずはないと何度も否認し、しかし認めざるを得ない事態だと悟って、ことの重大さをみては悲しみにくれる。そんな過程を何度も行き来して、ついに苦しいことだが自分を無にして病気や障害を受け入れて、再び生きようという決意に至る（これを精神分析では「悲哀の仕事」という）。

ひるがえって東電と国は、安全神話の破たんを認め、事故に向き合い、真摯にそれを受け入れたか。答えはノーである。政府はつぎつぎと国内の原発再稼働に舵をきり、外国に原発を売ることに躍起となっている。原発事故収束宣言は、事故と向きあうことを避けるための方便だった。事故を事故として受け入れ、原発事故によって引き起こされたことのすべてを東電と国が謝罪して清算かつ賠償しようとするなら、福島の人たちは原発事故によってもたらされた不幸を悲しむことができ、そして受け入れて再スタートを切ることができる。

今は、誰よりも責任を感じてウツになるべき東電がウツにならないで、末端・現場の住民が苦悩してウツになっている。これが福島の原発事故の基本構造である。東電自体が事故と向き合うことを避け続けているので、福島は震災直後の「衝撃と混乱期」にとどまり続けており、同時に、いつになったら故郷に帰れるかのめどのつかない「幻滅期」に移行している。

●謝罪を求めない文化

2001年2月、ハワイ沖で愛媛県立宇和島水産高校の練習船えひめ丸が、海中から浮上してきた米国潜水艦に衝突されて沈没した。乗員35人のうち9人の教員と生徒が死亡した。

2002年12月には宇和島水産高校をワドル艦長が訪れて、号泣しながら謝罪した。そして高校の生徒たちが「何故潜水艦が浮上するときに周囲の船に気がつかなかったのですか」「何故事故後に潜水艦は救助しなかったのですか」と聞いている。

謝罪に訪れたいというワドル艦長の申し出に対して、当初地元は困惑し、反対するものが多かった。しかし、どうしても愛媛県を訪ねたいという艦長の鬼気迫る申し入れに、「門前払いして日米双方から叩かれてもこまるし」という理由で受け入れることを決めた。（前田正治ほか著『生き残るということ―えひめ丸沈没事故とトラウマケア』40〜43p、星和書店、2008年）

日本人は、こんなに悲しくても加害者と向き合うことを避け、「日米の世論から叩かれる」という他律的な基準を判断の根拠にするのかとおどろかされる。

日本人は集団のなかに属して誰かを罵ることはできるが、一人になって、逆に相手から指弾されても向き合うのは苦手だ。それはいつもみんなの中の「いい子」でいたいからだ。

謝罪を求めることは「誰かと対立関係にある自分」が世間に浮上することである。それは、「場合によっては闘う」ことでもあるので、「いつもいい子」という立場に隠れていることができなくなる。そんな「いい子でない自分」をも抱きしめる覚悟がないと、加害者に対して謝罪を求めることはできない。

それを思うと東電を訴える裁判闘争の先頭に立っている人たちは、とてもすごいことをしておられると思う。

ところで、地域や職場や学校という場面に参加すること自体に傷つきを感じる人たちがおられる。子ども時代に虐待を受けた経験者がそうである。してみると、「いつもいい子」であることを判断の基準にして傷つきを避けようとする日本文化は、トラウマ反応の文化なのかとさえ思えてくる。

ある原発避難者に、「えひめ丸事件でワドル艦長が謝罪したように東電に謝罪してもらった方がいいか」と聞いたら「そりゃもちろん、でもなあ、東電は今まで嘘と騙しが山積しているから」

と二の足を踏む。それよりも「生まれた町をダメにして、そのうえ故郷を除染ゴミの山にして」と怒りが収まらない。

原発事故の真摯な謝罪が必要だが、それには政府の原発廃止宣言がないと意味がない。

●加害者に、被害者への補償金裁定を丸投げしてはいけない

原発事故は人災であり、すなわち「私企業と住民との民事紛争」である。そのため「被害者に対する妥当な救済がなされずに、いわば社会的解決が長引けば（中略）被災者らの外傷後ストレス症状も、長期にわたって持続してしまう危険性がある」（辻内琢也、『ガジュマル的支援のすすめ』、249p、早稲田大学出版部、2013年）。

辻内によれば、原発事故に対する損害賠償の基準は自動車賠償責任保険における慰謝料（月額12万6000円）を参考に算定され、1か月10万円だという。そして「原発避難者は交通事故で入院した場合と比べて身体的障害を伴わずに行動は一応自由であるから、精神的苦痛は軽い」とされている（東京電力株式会社福島第一原子力発電所事故による原子力損害の範囲の判定等に関する中間指針、辻内、前掲書、247～248p）。

しかし東電は、原発事故によって故郷と生業を奪われた人々にみられるPTSDなどの被害を無視している。故郷を失い、生業を失い、前途に絶望しか残されていない人々に、「精神的苦痛は軽い」というのはまちがいだ。宮城・岩手では減少しているのに、福島で震災後自殺者が増え

て高止まりしているのではないか。

実際、「毎日死を考えている。一時帰宅で年金手帳などを持って帰ったときは『核のゴミを持ってくんな、汚い』といわれ困惑。夫婦ともにうつ病、家族全員被曝している。生きていても仕方ない。一家心中を考えている。双葉町に帰って死にたい」（42歳、女性）という住民の声さえある（辻内、前掲書、244p）。

原発事故による損害補償金の額は、加害者である東電が裁定する。被災者は東電があこぎに切り捨てた涙金に泣くしかない。ADR（原子力損害賠償紛争解決センター）に異議申し立てをしても何も変わらない。ADRは原子力行政を担う文科省のなかにあり、加害者（国策民営の原発企業体）が損害補償金を裁定する。

加害者が損害補償金の額を裁定するのは、野球チームの片方の監督が審判をやるのと同じくらいに不公正ではないか。

●日本というシステムが原発事故に責任をもつべき

国策としてすすめられてきた原発の、しかも安全神話によって危険が糊塗されて起きた事故だから、その収拾には日本人全体で当たることが基本である。被災者や福島県や原発避難者の問題ではない。

日本の政治と経済システムが、このような国策民営による原子力発電をリードしてきたのだから、事故の収拾には日本というシステムが責任を取らなければいけない（普天間基地の移設・辺野古基地の建設という問題も国策であり、日米安保条約の要請による基地負担は日本人全体が担うべき問題である。辺野古の問題は沖縄県民の問題ではない）。

そのためには、政府と東電が原発事故をまちがいだったと認めなければ何も始まらない。事故後の廃炉に向けた処理は、東電に任せるのでなく国策会社だから国が責任を持つべきである。国策会社だから、その補償が民間企業である東電に丸投げされてはいけない。何よりも、原発避難者・被災者の奪われた生業を埋め合わせる十分な補償措置が取られなければいけない。このような「事故収拾への基本的姿勢」が国と東電と被災者と国民の間で合意されるなら、被災地の住民は新しい生活にむかって、思いも新たに踏み出すことができる。そのような謝罪や補償についての考慮が無いままでは、原発による心の傷は時間がたっても回復しない。

●キューブラー・ロス『死ぬ瞬間』

失ったものと向き合い、再起を図るには悲しみという体験は欠かすことはできない。悲しむことは、人としての必須の能力であり、権利である。人はどうして悲しまずに生きられようか。

キューブラー・ロスが『死ぬ瞬間』（鈴木晶訳、読売新聞社、1998年）のなかで書いたように、震災による衝撃と喪失から再起するためには、失ったものと向き合い、悲しむことなしには困難である。悲しみと向き合うことは辛いことであるが、しかし、悲しむことを否定して「頑張ろう」だけをスローガンとしていたのでは、被災者は「もう疲れました」という消耗感に襲われるだけである。人には「がんばらない」権利もあるし、休んだり涙したり、病気をする権利もある。悲しいときに悲しめないなら、震災の痛手に加えて新たに不眠やＰＴＳＤやうつ病や、高血圧や胃潰瘍や喘息などを抱え込むことになる。

いっぽう、人が悲しむためには、悲しみを受け止めてくれる人がいて初めて悲しむことができる。「こんなに悲しいのに」悲しみを受け止めてくれる人がいないのなら、喪失体験を抱えた人はただ消耗していくだけである。

このたとえを用いると、原発事故を起こした政府と東電は、事故を事故として認めず、被災者とともに悲しもうとしない。事故の被害者はただあいまいな悲しみのなかに留め置かれて、謝罪によって心を晴らすこともない。そして加害者は、福島の事故と放射能は「アンダーコントロール」だから問題ないと世界中に嘘を言ってオリンピックをやるという。

原発事故の加害者と被害者とのこの乖離はなんだ？　しかしこれが日本だ。

●震災は、私たちに生きる意志を問うている

震災から５年を迎えても、実感としては「なにも回復しない」かのような状況に被災地の人たちはおかれ続けている。だから「がんばろう」ということばに、「もうつかれた」というのが本音であったりもする。

しかし震災は、私たちに生きる意志を問うていると思う。

私たちは、あきらめないで生きていくためには震災の痛手と向き合わざるを得ない。しかし喪失の痛みに苦しむ住民に対して、政府は原発事故をなかったかのように振る舞い、政府自らが事故と向き合うことを拒否している。政府と東電は、被災者とともに悲しむことから逃げている。この先何十年も、被災者だけが悲しみと向き合っていくのか？　政府からも捨てられ、孤立無援の被災者はどうやって生きていけばいいのか？

沖縄県名護市辺野古の海に耐用年数２００年の新たな軍事要塞が作られようとしている。辺野古の埋め立て反対のテントに行くと「勝つためのこつはあきらめないこと」とある。その言葉の意味を私は、「生きるための秘訣はあきらめないこと」だと読んだ。

福島がこうむったこんな過酷な震災は、どう考えてもあまりにも辛いことだが、それは私たちが試されているのかも知れない。「生きる秘訣はあきらめないこと」なのだから。

V　避難とスティグマ

●原発事故―「言葉を失うほどの衝撃体験」

３月12日15時36分ごろ、福島第一原発の1号機で爆発がおこり、18時25分、枝野官房長官が20km以内の住民に避難指示を出した。このときに人々が感じた恐怖はあまり語られていない。当院の須藤康広心理士（本書の共著者）は、原発の爆発に臨んで「終わったと思った」という。しかし「何が終わったのか」についてはそのとき居合わせなかった私には分からない。「終わった」対象とは、この世界なのか（世界没落体験に似た）、自分や仲間の命が終わったと思ったのか。「終わる」のは家族なのか地域なのか、子どもなのか、ペットなのか、友人や祖父母なのか。おそらくそれらのどれとも決められない体験なのではあるまいか。

長崎の原爆体験者の場合にも「思い出そうとすると吐き気が起こり、気分が混乱する」といい、「言葉を失うほどの衝撃体験」の内容を語れないという（太田保之ほか、『原子野のトラウマ』85p、長崎新聞社、２０１４年）。

ナチスのアウシュビッツ絶滅収容所から帰還した精神科医のフランクルは「（収容所の）経験な

ど語りたくない。収容所にいた人には説明するまでもないし、収容所にいたことのない人には、わかってもらえるように話すなどとうてい無理だからだ。私たちがどんな気持ちでいたか、今どんな気持ちでいるのかも」と述べている（フランクル著、池田香代子訳、『夜と霧　新版』、8p、みすず書房、2002年）。

東日本大震災と原発事故を体験した方たちの思いのなかにも、フランクルの言葉に通ずるものがあるだろう。

●避難先で拒否されることのショック

当院に来られた方々の避難のお話を聞いていると、ほとんどの方は「最初は2～3日の避難ですむと思っていた」ものの、政府の段階的な避難指示の拡大悪化に直面して、そのたびごとに避難先を「より安全な遠方に」『祖父母・親・子ども・孫の家、親戚の家」などを頼りに変えている人が多い。そして、「5回から7回も避難先を転々としている」方もめずらしくない。

内閣府調査によると、実際は避難か所の数は平均3・36か所である。1か所にだけ避難したという回答が13・7％、2か所という回答は20・2％、3か所が一番多く22・7％、4か所が17・4％、5か所が11・2％、6か所避難したという回答が5・8％、7か所も避難された方が3・2％となる。

診察に来られた方たちのお話によると、避難先として多いのは、山形、新潟、千葉、茨城、長野、群馬、横浜などがあげられる。たいていは最初は郡山や福島など県内の比較的近い土地に避難し、そのうち事故の様子が深刻なものと判明するにつれて、山形や宇都宮、茨城や千葉、なかには沖縄や札幌などといきなり遠隔地になっていく。最初の避難地への移動距離よりも2か所目以後の移動距離はぐんと大きくなる。

慣れない土地を3回も家族を連れて避難するということを想像しただけで、私ならその後にどっと疲れ果てて心臓麻痺をおこして、震災関連死で果てるかもしれない。

Oさんは津波に襲われた実家の母親を探して、車ごと波にさらわれた。幸い助かったものの、今も「ひっくり返った消防車や泥に埋まった若い母親」の情景がフラッシュバックしてくる。その後に起きた原発の爆発により、小学生と、小学校にも入らない幼い子どもあわせて4人と、夫婦と母親の合計7人で近県に避難した。

夜になってホテルを探したが福島ナンバーだからと、どこのホテルからも断られた。妻子と母を抱え、宿泊先を求めて頭を下げる自分に、「君たちはフクシマだ！」と切り捨てられ蔑視された。それはつらかったが、ともかく朝の4時にやっとホテルを見つけた。わずか数時間後にチェックアウトするとき、ホテル代7万円を請求された。体の真んなかを銃で撃たれたような気がした。

彼は、今も眠れない、フラッシュバックは少なくなったが消えない、いまいち気力が湧かない、他人のなかに前のように入っていけない。震災以来のストレス反応から脱出できない。

いっぽうTさんは、浜通りの町から避難用のバスに乗せられて中通りの町に向かった。行った先の避難所で、「衣服や身体の放射能汚染をチェックしないとダメ」と断られた。彼女は、「同じ言葉を話すのに、拒否されたことにショックを受けた」。「同じ言葉を話す人」つまり「自分がこれまで生きてきた社会の多数派」から拒否されたのだ。それは予想もしないことだった。まさか、今まで空気のようになじんできた自分の足もとの土地から自分が拒否されたことに当惑した。

●たどり着いた先でまた傷つく

避難することそのものが拒否されることとの連続だった。アパートを何度も断られて、40か所も首都圏を転々とされた方がおられた。しかもやっと「安住の地」に着いたかに見えても、そこには新しいストレスが待ちかまえている。避難先が、仮に親戚の家であったとしても何の気遣いもせずにおれるものではない。いきおい多くの方々が何か所も避難先を転々とされておられた。

彼らは故郷を離れて、それだけでも心に穴が開き「宙ぶらりんな心」を意識しているのに、「フクシマだから」とか、「原発の補償金をもらっているんだろう」とか、思ってもみない言葉が飛んできて傷つく。心に穴が開いて避難してきた人たちが、言葉も空気も寒暖も歩く人々もちがう土地で、また傷つく。このような避難先でのストレスや傷つき体験がもとで、通院中の方は多い。

原発事故から関東に避難したある若者は、着いた先の町で完全にひきこもり状態に陥った。それまでは快活な少年だったのに。そして数年後、めまいや頭痛、腹痛や下痢、動悸や不安発作を訴えて当院に来られた。緊張すると、頭痛やめまい、首や肩の筋肉痛が起きる。ひどいときにはこぶしがギューと固まってものを握れない。

●集団として拒否される体験

そもそもひとつの土地に、よその町からたくさんの人が避難してきて暮らすということ自体、避難する側とその土地の住民との間に摩擦を生み出す。最近聞いた話だ、いくつもの町から人々が避難している県内の都市で、住宅価格が高騰し不動産物件が見つからないという。そのため新婚夫婦が結婚後も一緒に暮らす場所がなくて別居している。

東電の賠償金フィーバーが避難先でひんしゅくを買うこともある。避難してきた人たちのおかげで自動車の売り上げが増えるという現象と同時に、仮設住宅に止めておいたそれらの車に夜間にスプレー缶でいたずら書きされたりした。地元の人にとっては、新しく来た人たちがパチンコしていたり、昼間から飲酒していることは我慢のならないことである場合もある。それに輪をかけて実際に札びらを切って見せる避難民さえいて、一部で問題になった。

そのような地元民からのやっかみやひんしゅくは、避難者への悪評となってたちまち広がる。そして避難者の一人一人に烙印として作用する。

ある女性はタクシーに乗っているときに、運転手がつぶやいた独り言に傷ついた。「避難してきた人たちは早くこの町から出て行ってほしいものだ」と。その言葉は、彼女にむかって「出て行ってほしい」と言っているように聞こえた。

運転手の独り言は避難してきた人々全般に対する感想であるが、彼女にしてみると、自分が「出て行ってほしい」人間の集団の一員であると感じざるを得ない。このように「避難してきた人たち」という出身集団または属性によって、個別の避難者が悪意の対象になるとき、これをスティグマという。スティグマとは烙印のことであり、排除や非難、邪悪なよそ者扱いという悪意をふくむ。

原発事故により故郷を離れ、「これから先がみえない」「自分のよりどころはどこか分からない」人たち。そんな人たちに向けられる、スティグマという悪意をこめたレッテル貼りにより、人々は傷つき、相手の言葉に押し黙り、何を言われてもあきらめと無力感に襲われる。他人のなかで自分の意見を言うことが怖くなる。やっとこの町にたどり着いたのに、この町の人々と仲良くなれない自分を感じるようになる。

●雲仙の長期避難生活の教訓―福島との類似点

太田は雲仙普賢岳火砕流災害の被災者において、避難回数が多いほど全般的健康度が悪化しており「避難生活という環境因が住民のストレス度に直接反映している」としている（太田保之ほか著、『災害ストレスと心のケア』、148p、医歯薬出版、1996年）。そして避難回数が4回を越すと不安や不眠・快感消失等の面で明らかに健康度が悪化するという（前掲書、126ｐ）。

　さらに阪神淡路大震災と比較している。「雲仙・普賢岳被災地は、噴火の長期化と被害のくり返しのために半永久的に帰れない土地となった」のに対して、「阪神・淡路大震災は単発災害であるため、被災地の復興は可能である」と、「帰る土地が失われたか否か」という点での被災のちがいを指摘している（前掲書、141ｐ）。

　福島原発事故も「帰る土地が失われた」ところに特徴があり、そのストレスの原因も避難生活の長期化によるところが大きい。太田らの報告書を読んで驚くのは、雲仙普賢岳被災者が体験したストレスと、原発事故避難者のストレスと悩みとが驚くほど似ていることである。手短に引用すると（前掲書、72～77ｐ）、

・仮設住宅の生活環境の悪さ
・家族関係の変化（避難に伴う家族の分離や家族関係の悪化など）
・避難先での対人関係の変化（災害前のつきあいの喪失など）
・失職と転職
・役割の喪失
・将来への展望のなさ
・復興対策をめぐる住民間のあつれき、行政の対応への不満

をあげている。

震災と避難とによるダブルパンチやトリプルパンチと長期避難生活は、極度の精神的ストレスを与える。このような、対人関係の破壊、人づきあいの減少、家計収入の減少、生業の喪失、仮設住宅のストレスなどなどのパンチの重なり合いは、人間を打ち砕いてしまう。

それはめぐりめぐって経済的な理由で大学に進学できないとか、それが原因のひとつとなって家庭崩壊したとかの報告もある（東日本大震災被災した若年女性〝言えない〟苦しみ、特集まるごとポータルNHK、2015年3月8日）。被災地で進学指導などに携わっている人たちと話すと、高校生の進学意欲が震災後ちぢんでいるという。志望する大学の入試の難易度も低くなっているし、大学から専門学校に替える人も多い。子どもたちじしんの震災体験の影響、地域全体の意欲低下、震災後の世帯収入の低下等が、彼らの将来像や志望校選びに作用しているのかもしれない。

●原発避難者の精神的苦痛は過去の日本のどの災害よりも高い

神戸の震災から3～4か月後に坂野・辻内らが調査したときのPTSDの発症率が10・9％である（心身医学、36、649～656p、1996年）。岩井圭司らによると、神戸の震災後45か月～47か月に仮設住宅と復興公営住宅に住む被災者を調査したところ、PTSDと診断された者が9・3％であったという（神戸大学医学部紀要、60巻、2～4号、147～155p、2000年）。したがって神戸では震災直後も、3年9か月後もＰＴＳＤ発症率は10％前後で推移している。

　これに対して、辻内琢也は「原発避難者の４割がＰＴＳＤを抱えている可能性がある」という（ＮＨＫハートネットＴＶ、２０１５年５月26日）。原発避難者のＰＴＳＤが約４割というのは神戸の10％前後と比較して著しく高い。

　辻内は震災翌年から埼玉、福島、東京で原発避難者のトラウマリスク調査を行った。彼らが行った「改訂版出来事インパクト尺度（ＩＥＳ－Ｒ）」を用いた調査の結果を次に示す（ＩＥＳ－Ｒ＝得点が25点以上を示す場合にトラウマのハイリスク群とされ、ＰＴＳＤである可能性が高い）。その結果、

・２０１２年埼玉調査ではハイリスク群が67％
・２０１３年の福島調査では65％、同じ２０１３年の埼玉・東京調査では60％
・２０１４年埼玉・東京調査では59％
（『震災後に考える92』、２４４～３５６、早稲田大学出版部、２０１５年）


　これらの結果から辻内は、原発避難者の精神的苦痛は、過去の日本のどの災害よりも高いという。

　これは、原発避難者は従来の震災被害者とは異なり、帰る土地と生業を失った難民状況にあるせいではないだろうか。したがって原発避難者については、従来とは異なる支援をするべきであ

る。そのためにも私たちは、原発避難者の生活と心身の状況について、もっと深く知る必要がある。

●国内発の難民—それを切り棄ててきた日本の歴史

私たち日本人は、いま国内発の難民問題に直面しているのだと思う。仮に難民を「帰る土地と生計の手段とを失い、いわれのない差別を受け、国からは見捨てられ、健康不安を持っている人々」と定義するならば、原発避難者と原発被災者は十分に難民に該当する。

しかし、原発避難者を難民という視点から考える日本人はいないし、日本に難民の研究や難民のメンタルヘルスの研究は極めて少ない。その一番の理由は過去に国内発の難民を無視して来たからではないだろうか。そう考えて書物を渉猟した。戦前の歴史を紐解くなら、朝鮮植民地化後に貧困のために日本に渡航してきた三十数万の朝鮮人労働者（1927年）が明治以後の最初の国内発難民に当たると思われる。

> 我々の労働生活は日本人労働者に比べて全面的に特殊な取り扱いを受けている。民族的差別と虐待、この二重の桎梏がそれである。（中略）我々の大多数は日本人労働者との間で言語の不通、民族感情のちがい、習慣の相違、知識の不足その他種々の条件を…（後略）（高峻石、『コミンテルンと朝鮮共産党』、70p、社会評論社、1983年）。

その次の国内発難民は、沖縄戦で生き残った住民だろう。戦場で捕虜になり1945年から1946年前半まで32万人が米軍収容所に閉じ込められた。周囲は有刺鉄線に囲まれ逃げる者は撃ち殺された。マラリアや飢餓で3000人が亡くなった（沖縄タイムス、特集・収容所の難民たち、2015年8月15日付）。

満州引き揚げも「満州棄民」というべき難民である。

在留邦人及び武装解除後の軍人はソ連の庇護下に満鮮に土着せしめて生活を営む如くソ連側に依頼する」と150万の在満州日本人は大本営方針によって満州に捨てられた（朝枝繁春陸軍中佐「関東軍方面停戦状況に関する実視報告」）。

満州引き揚げ者は決して自発的に帰ってきたのではない。日本政府からも軍からも捨てられ、旧ソ連軍の侵攻から命からがら難民となって逃げてきたのだ（坂本龍彦、『集団自決―棄てられた満州開拓民』、岩波書店、2000年）。

戦前から今にいたる在日朝鮮人、沖縄戦後の人たち、満州引き揚げ者（日本人残留孤児をふくむ）などの、いずれも国内発難民をこの国は切り棄ててきた。日野行介は「国家から一方的に決められ、切り棄てられる恐怖が身に染みついている」と原発避難者の様子を形容している（『原発棄民』、231p)。

しかしいまこそ原発避難者を国内発難民ととらえ、今まで日本と日本人が切り棄ててきた難民の歴史を変えるときではないだろうか。それは日本の社会のターニングポイントになる。原発避難者を国内発難民という文脈で理解しようとすることによって、一層的確な理解ができる。そして福島の難民に向き合うことによって、日本人は世界の難民問題を日本人の痛みとして理解できる。

●難民のメンタルヘルス

難民の定義については国連難民高等弁務官事務所が1951年に、「人種、宗教、国籍、政治的またはその他の意見のちがいによって排除され、健康と社会生活に援助が必要な者」という定義をしている(Bhurga & Gupta, Migration and mental health, 263-264, Cambridge University Press, 2011)。また最近の100万人にのぼる中東からヨーロッパへの難民については、日本でも報道されている。難民のメンタルヘルスについてはあまり知られていない。

難民も移民も、故郷と異なる土地に移り住み、それまでの親しい近隣の人々と別れ、しばしば経済的困難を抱え、異なる言語と異なる異なる文化に接して暮らすという点では共通している。そして移民も難民もきわめてストレスの強い体験をするという点では原発避難者の体験と共通している。

オスロ難民センターの人たちが「難民のＰＴＳＤは一般人の８倍高い」とコペンハーゲンで報告していた（欧州ストレス・トラウマ解離学会、２０１４年）。オスロの人たちの報告を聞いて私が連想したのは、沖縄戦体験者のＰＴＳＤであり、福島の被災者においてはどうであろうかと考えをめぐらした。

宮地尚子が「移住のリスクと、対策」としてカナダ政府の政策を簡潔にまとめているので紹介する。これらの要点は、原発避難者のメンタルヘルスについてもまったく当てはまる（宮地尚子、『トラウマの医療人類学』、みすず書房、２０１５年）。

移住のリスクと対策（カナダ政府）

・社会的経済的地位の低下
・言葉が話せない
・受け入れ側の友好的な態度
・老人と若者
・移住に先立つトラウマ
・家族離散または別離
・故郷の人たちとの接触

経済的な困窮と、受け入れ側の友好的な態度は原発避難者の場合にも、大切な要点だ。日本の国内では方言があるので言葉もストレスを感じる要因となる。福島県内でさえ言葉づかいが異なる。まして関西や沖縄に避難した人たちは、全く別の世界の言語に直面する。高齢者は移住前の伝統的な文化から新しい文化になかなかとけ込めないのでストレスが高い。若者は、若いという理由でストレスを受けやすいことと、ちょうど思春期・青年期という自分のアイデンティティを形成する時期なので、異なる人や言語や文化のなかにおかれると傷つきやすい。福島の若者たちが県内外の避難先で深く傷ついたことについては書いたとおりである。しばしば家族が別れて暮らすことがストレスになる。そして、故郷の、同じ言葉や文化を持つ人たちとの交流などがこれらのストレスを軽くする。以上のことは、沖縄に避難された人たちのことを思うとまったく納得できる（私は原発事故で沖縄に避難された方たちの交流会「おむすび市」（那覇市民会館）で毎月、健康相談をやっていた。避難された方たちからは母子の精神的相談や放射能の相談が多かった）。

3・11から5年たって、事故の深刻な様子がわかり、避難者のPTSD発症が高い可能性などを知ると、日本でも欧州並みに国内発難民や、国外からの難民や、在日朝鮮人やその他の外国人のメンタルヘルスについて学ばなければいけないと思っている。

●避難者は生きていてはいけないのか

避難を転々とくり返す途中で嫌な思いをくりかえしたり、やっとたどり着いた避難先の土地でもなかなかとけこめず、孤立感を感じて引きこもったなどという人は多い。故郷を喪失して避難した人たちは、避難先でも喪失体験を重ねる。

ときに県外に避難して生活する人にとって、「福島」という言葉は自分が否定されるときの口実となった。すると「フクシマ」という言葉はスティグマとなって人々を刺す。「フクシマだから」というスティグマに直撃された当人たちは、まるで自分が悪いことでもしたかのように沈黙するか、避難者であることを隠して生きる。

このように避難先で、「あなたたちはダメ」と全否定される体験は、幼児の「見捨てられ不安」を連想させる。母に駆け寄ろうとして逆に突き放されるという体験である（M・マーラー、『乳幼児の心理的誕生』、黎明書房、2001年）。

こういう体験を避難先で何度かくり返してこられた方たちのなかには、「他人に近づいて親しくしてもいいのだろうか」と不安になったり、「他人に相談したり、頼ったり、依存したり」することが罪悪であるように感じたり、さらにすすむと自分はいつも他人に迷惑をかけて生きていると確信したりする人が増えてくる。相手と親しくなることは、いつ裏切られて否定されるか分からないことなので、とても怖い。それくらいならいっそ他人とつき合わないほうが傷つかないと思うようになる。そんな思いの挙句に、気がついたらリストカットしていたという人もおられる。このように、まるで「避難者は生きていてはいけないのか」とでもいう思いに、原発避難者はおいこまれる。しかし避難先の土地の人は何も感じないのだ。

●避難先で生きることは仮の人生なのか?

福島県の公式発表では今も10万1450人の人が、避難を続けている（2015年年12月28日現在）。このうち県外に避難している人は4万3497人、避難区域外から避難した「自主避難者」は2万5000人（その過半数は県外避難）。同じく東日本大震災に見舞われた宮城県の避難者が5万4846人（宮城県発表）、岩手県の発表では同県の避難民は2万6115人（ともに2015年11月30日現在）である。

福島県の避難者が突出して多いのは原発事故の影響である。いまだに役場さえも避難している町村がある。

原発事故による帰還困難地域から避難しておられた人たちも、事故後、4年~5年をすぎたあたりから避難先の相馬市その他に定住すると決定した方がでてきた。原発事故で故郷を追われて避難を続けている人にとって、避難先の土地で定住するか否かの決断はとても重い。「自分の終《つい》の住み家」がどこにするかは平時でもむつかしい。まして被災して経済的条件に不安があり、たまたま避難してきたこの町にさほど思い入れがなかったり、友人や知人がいるかいないか、子どもは学校に通えるかなどなどの条件を家族みんなで考えることになる。だから避難者にとって「終の住み家」をきめる課題は、自分の家族をもう一度見直すことである。

いま大熊町や双葉町から相馬市に避難している人も、いつになったら、本当に大熊や双葉に帰れるのかは分からない。一生相馬市に住むのかと問われると、それも分からない。

　そういう状況の下で仮設住宅に住んでいるとしたら、親しい人ができたとしても、いつまでつきあえるか分からない。そうなると対人関係も浅くなり、人間の信頼感も浅くなってくる。ただでさえ避難ストレスにほん弄されて、新たな対人関係をきづくことに恐れを感じている人たちが、見知らぬ土地に定住しようとするには、平時とは比べものにならない大きな困難がある。

　避難する前に比べれば、あれもこれも足りないことだらけだが、お母さんが避難先の土地で生きてやろうという意欲を持たないと、子どもは学校で友だちを作ろうという気になれないし、学校に行かなくなる。どこにいても「まっいいか」と肯定できる精神のタフさをもとう。私たちは震災によって「生きる意志」を試されているのだ。

Ⅵ　震災ストレス症状の予診と見立て（須藤）

●福島・相馬での外来診療

２０１２年1月に開院した当クリニックだが、震災から5年が経つ時点で、カルテの数は３０００を超えている。人口5万人ほどの地区であるから（実際は原発避難してきている方も相当数おられるが）、４パーセント程度の方が受診した計算になる。

受診者の状況を見てみると、気分障害（主にうつ病エピソード）と診断される患者さんが最も多いが、特筆すべきはその半数余りが震災や原発事故による発症だということである。さらに言えば、前景にあるのはうつやパニックであっても、その根底には震災によるストレス症状が眠っているのである。今回の一連の出来事が、地域住民のこころと生活にどれほどのダメージを与えたか、容易に想像がつくだろう。職場や学校不適応を訴える方も多いが、それらの方々は、震災前からあまり適応が良くなかったものが、震災を契機として顕在化・先鋭化した例が目立つ。

事業所という単位で見てみると、震災前は相応の人数で担っていた業務を、欠員が出ている環境で回さなければならなくなり、職場内の雰囲気が険悪になって不適応を呈すというような例が散見される。また、私の印象であるが、パニック発作や非定型うつ病の症状を訴える若い世代、とくに男性が多いように感じている。性別との因果関係は不明だが、パニックや非定型うつとストレス反応には、その連続性や関連性が指摘されているため、何らかの形で震災ストレスが影響しているものと予想される。

さらに、どの被災地域でも右肩上がりで増えている疾患が、認知症である。震災前は広々とした住居に暮らしていた被災者の多くが、非常に狭い仮設住宅や借り上げ住宅で生活することになったため、強制的に家族間の物理的・心理的な距離が縮まってしまった。それまで大目に見ることができていた徘徊等の認知症の周辺症状を、家族が見過ごせない状況になっているのである。旧来のアルツハイマー型認知症に加え、レビー小体型認知症の方も増えている（レビーと診断する医師が増えたということかもしれない）。その臨床特徴として、認知機能や意識レベルの変動があるため、家族が認知症であると気づきにくく、受診につながるまでに時間が経ってしまい症状増悪してしまう方もおられる。

●環境との直面化、誘発される遅発性PTSD

震災から2年、3年と経過したころから、復興に向かって前進していく人と、取り残される人との間に徐々に格差が生じてきた。その差が鋏《はさみ》のように開いていくことから、「鋏状格差《きょうじょうかくさ》」と呼ばれている。仮設住宅から災害復興住宅や新築物件へ移る被災者が増えているが、総じて喜ばしいことではあるのだが、それまでつながっていた支援が途切れてしまうことも少なくない。目が行き届かなくなると、児童虐待やＤＶ（ドメスティック・バイオレンス）等は見えにくくなるため、私たち支援者はそういった場合も想定し、目配りをしておく必要がある。また、後述する「遅発性ＰＴＳＤ」（蟻塚）は、脳内に蓄積されたトラウマ記憶が強度のストレス体験によって惹起されるものだが、復興へ向かう過程で、新しい環境に身を移すタイミングで発症するケースが見られている。

さらに、福島特有の状況だが、原発事故の補償金、そして地域ごとの温度差によって、住民の間で見えないいさかいが起きていることも事実である。震災直後は霧中にあった放射性物質に関する情報も（今もほとんど霧中のままであるが）、いざ避難指示解除の市町村が出てくれば、回避できない現実として見つめざるを得ない。ポーリン・ボス博士が提唱した「あいまいな喪失」との直面化である。原発避難区域の人々は、「自宅があるのに戻れない」という、通常の喪失とは違った形での喪失感を抱いている。読者の方々には、ぜひ想像してみてほしい。原発事故が起きたあの日、私たちの街から住人が消えたのである。ご自身の住んでいる街から人がいなくなるという異常事態を想像できるだろうか。一日一日の連続体であるはずの日常が突如として途切れたのである。

発災直後は少なかったＰＴＳＤ（心的外傷後ストレス障害）を思わせる症状を訴える患者さんが、２年ぐらい経ってから増加してきた。当クリニックの現院長である蟻塚は、それらを「遅発性

ＰＴＳＤ」と名づけた。本来のＰＴＳＤの発症時期や機序とは異なるのだが、症状を聴いていくと、まぎれもなくＰＴＳＤなのである。私が話を聴いた、不眠を主訴とする70代の女性（診断はＰＴＳＤ）は、入眠時の考え事の増大（おそらく侵入思考）と、あまりに断続的な過覚醒型の不眠について訴えた後、次のように語った。

「原発で避難した人たちは、家があっても帰れないという状況でも頑張っている。津波で自宅を流されて大変辛い思いをしたけれども、家族も無事だったし、故郷があるだけマシだ。でも、ここ（クリニック）では辛さを話してもいいのかい」と。私は、それまでの自分の実生活と患者さんへの関わりを振り返り、愕然とした。ここ福島では、原発事故があまりに大きく取り沙汰され、世界でも類を見ない大災害というフレーズに当てられて、津波被災者が陰に隠れてしまっていることに気づいていなかった。福島でも、多くの方が津波被害に遭っているのである。その女性の話を聴いたことで、私の臨床観、支援者としての見方はがらりと変わった。福島の震災ストレスには、いくつかの層が存在することが理解できた。くわしくはⅧ章（蟻塚）を参照されたい。

●震災ストレス、震災トラウマという視点

精神科を受診する方は、さまざまな理由で来院されるわけだが、東日本大震災を経験した方（もちろん他のトラウマティック・ストレスも同様）には、その出来事自体が何らかのかたちで影響しているのではないかと疑ってみる必要がある。不眠ひとつを例にとっても、どういったタイプか

をていねいに聴いていくと、先ほど述べたような侵入思考による入眠困難、不規則で連続性のない過覚醒型不眠など、ストレス・トラウマ反応が疑われる不眠が実に多い。

また、当地で臨床に携わっていて危機感を覚えるのが、健康度の高い人たちから漏れ出る「希死感」である。職場の上司との確執、学校での進路選択のずれ、夫婦間の意見の不一致など、ふとした落胆から「もうどうなってもいい」「いなくなれば楽になるかな」と口にする人が増えている印象がある。震災で家族や友人を助けられなかったという思い（サバイバーズ・ギルト）を抱いている患者さんは少なくないが、地域全体にそれに似た感情があるのだろうか。死に対する距離が近いというべきか、生きることそのものが揺らいでいるように思う。

震災から5年が経過したが、被災者はやっと語り始めた段階であり、回復を急がせないことが重要である。別の角度から見れば、少しずつ自己統制感を取り戻しつつあって、「援助を求める力」を発揮し始めたと言えるのかもしれない。私は、福島においては、「ポスト・トラウマ」ではなく、「イン・トラウマ」であるという視点が必要だと考えている。原発・放射能災害は、まさに現在進行形である。さらに言えば、未来に続くトラウマを背負っていると表現してもいいかもしれない。私も前職を失ったが、蟻塚も述べているように、原発避難によって故郷を離れた人々は、いわゆる難民の心理状態に近い感覚があるのではないかと思う。仮にそうだとすれば、より効果的なケアを提供するには、心理的な側面だけでなく、社会的な側面（生活支援）を充実させていくことが大きな意味を持つことを共通の認識としておく必要があるだろう。

被災地の臨床においては、表面化している形が「うつ」や「パニック」、「不適応」であっても、喪失やPTSD、広い意味でのストレス・トラウマ反応を見立てることが肝要である。支援者には、彼らの心の奥底に流れる思いに気づき、寄り添うことが求められている。見立て（アセスメント）というと、私にとっては、人間を査定しているようで未だに慣れない表現だということも確かである。しかし、「適切な見立てなくして、適切な支援・介入はない」というのが、今回の災害支援やその後の診療を通じて強く感じているところである。「コメディカル（医師の指示のもとで業務を行う医療従事者）は小さな医師であってはならない」と言われる。私たちは、アセスメントによって対象者を診断するわけではない。現在どのような環境に身をおいて、どのような心理状態にあり、どのような手立てがあればよりよい生活を送れるのか、といった包括的なとらえ方が重要なのである。

●予診（インテーク）のあり方

トラウマ診療が専門である蟻塚が院長として着任し、私は、十数年ぶりに新患の予診を担当することになった。通常の予診といえば、情報収集が主目的であるが、何人か聴き取りをしていくなかで、先述したような被災地特有の着眼点や震災ストレス、震災トラウマの見立てが必要であることに気がついた。以下、私が重視して聴き取りをしている内容について示していく。

（1）主訴

いつどこで予診をする場合も、最初に尋ねる項目である。「今日はどうされましたか」「当院にいらっしゃった理由をお聞かせください」などと患者さんに問いかける。来院した理由を尋ねるのは当然のことだが、主訴を共通言語にしておくことは、患者さんを治療に導入するうえで、実は大変重要なポイントとなる。また、患者さんがどのような表現を用いるかに意識を向けることで、震災ストレスや他のトラウマティック・ストレスの存在を想定する材料にもなる。

初めて医療機関を訪れる人にとって、受付以外で最初に接するのは、予診をする者（インテーカー）である。患者さんは、この病院やクリニックはどんなところか、どのようなスタッフがいるか、真摯に話を聴いてもらえるのか等、種々の不安を抱えている。これは診療場面に限ったことではなく、精神科デイケア等のリハビリテーションにおいても、いわゆるジョイニング（joining）の部分であり、その後の治療・回復過程において重要な意味をもつ。

（2）家族構成

ここでは、現在同居している家族、離れて生活するきょうだい、住んでいる住居の形態などについて確認する。そして、キーパーソンは誰か、家族内力動はどうなのかを類推する。その際、家族の心身両面の既往歴にも触れておく。

通常は、淡々と事実関係を尋ねていけばいいのだが、被災地においては、津波で家族を失った方、自宅を流されて仮設住宅で暮らす方、原発避難によって見知らぬ土地で生活する方など、大変デリケートな部分に触れることになる。加えて福島では、避難先を何か所も転々とした挙句、その避難先で受けたスティグマによって大きなダメージを負った方もいる。そのため、予診の前半部分で尋ねてしまうと、それら多くの喪失感に直面し動揺する患者さんもいるため、私は、ある程度の聴き取りをしたうえで、最後に質問することが多い。震災ストレスを見定めるうえでも、患者さんがどのような居住環境におられるかは鍵のひとつとなる。

（3）生育歴

患者さんがいかなる「育ち」をしてきたかは、見立てをするうえで非常に大切である。近年、発達障害の診断や療育スタイルが見直されているが、たとえば虐待を受けて育った子どもは、杉山登志郎氏のいう「第四の発達障害」と呼ばれる自閉症児と似た特徴を示すことがある。

災害後の臨床現場では、さらに視野を広げて見ていく必要がある。東日本大震災の被災地では、発達障害に似た行動特性を示す子どもが増えているという。具体的には、落ち着かない、物事に集中できない、集団に適応するのが難しい等である。発達障害が急激に増えることは疫学的にあり得ないと思われるため、私は、愛着（アタッチメント）形成や基本的信頼感といったものが関係しているのではないかと考えている。震災で親を亡くした遺児、職場の移転等で離れて暮らす親子などに加え、ここ福島では、原発事故の影響で母子のみ県外へ避難しているケースや、数か所の避難先を転々として今に至るという家族がめずらしくない。

また、地域によっても震災や原発事故の受け止め方が異なるため、新しく転入したコミュニティに馴染めず、半ば引きこもりのような生活を送っている家族も決して少なくない。蟻塚も述べているが、原発事故による基本的信頼感の傷つきは、容易に修正されるものではなく、住民が自分の人生に対する積極性を失ったばかりか、その子どもたちにまで負の信条を伝達する結果を生んでいるのである。

住居は、いわゆる「拠り所」である。物理的に安定しない生活環境において、子どもたちに心理的な安寧をもたらす「安全基地」（safe base）を提供できる親がどの程度いるのだろうか。やはり、こころのケアの第一歩は生活再建だと言えるだろう。

（4）現病歴

主訴から直接つながってくる部分であり、いつから、どのような症状が出始めたかを尋ねていく。これには、過去の受診歴や内服していた薬の内容等もふくまれる。できれば、その人なりの病気や症状、環境のとらえ方、薬の飲み心地まで触れられればなお良い。治療に主体的かつ積極的に参画することが、その先にある「レジリエンス（こころの回復力）」や「心的外傷後成長（PTG）」につながっていくためである。被災地で診療に携わっていると、今まで述べてきたような多彩な症状に苦しむ方が圧倒的に多い反面、そのような環境下にあっても、いわゆる「伸び代」

を感じることも少なくない。

たいていの場合、現病歴の聴き取りに最も時間をかけると思う。私は、主訴を尋ねた後に続けて現病歴を聴いていくようにしている。全体的な話の流れを大事にした予診を心がけているからである。ともすると、大学や大学院で学んでくる予診（インテーク）は、必要な情報について順番に尋ねていく聴き方になりかねない。私たちが業とする「話を聴く」という行為は、患者さんの訴えや思いに寄り添い、全体の流れや文脈を大事にすることである。それは、相談場面やカウンセリングに限らず、予診でも同様だと確信している。

（5）所感

予診の最後に、患者さんの印象や観察したことを書き添えておく。心理検査をする場合も同じだが、客観的な事実だけでなく、その場でインテーカーが感じ、考えたことは、診断やその後の治療の参考になることも多い。診断のバイアスとなるような過度な表現は避けたいが、表面的な予診で終わらないためにも、自分の直観や観察力に自信を持つことが大切である。平時から情報収集のアンテナを研ぎ澄ませること、そして五感をフル活用して聴くこと等、研鑽を積んでおく必要があるだろう。

●具体的な訴えからの見立て（アセスメント）

当クリニックを受診する患者さんは、いわゆる気分障害（うつ病エピソード）の様相を呈している方が多く、その半数余りが震災や原発事故に何らかの影響を受けていると先に述べた。確かに病態としては気分障害なのだが、症状をよりていねいに聴いていくと、震災に由来するストレス・トラウマ反応と思われるケースが数多く出てくる。また、それらのストレス反応とパニック発作、非定型うつ病の併発がいかに多いかということに気づく。

くわしくは、蟻塚の章に譲るが、予診において着目したほうが良いポイントについて、以下に示していく。なお、誤解を与えないようにくり返しておくが、私は決して「診断」しようとしているわけではない。ストレス反応から生じやすい症状も多々あるため、それらを少しでも予診で把握することが診療の一助になると信じ、要所を押さえることがねらいである。

▼訴え①　眠れない、何度も目が覚める

寝つきが悪い、夜中に目が覚める、朝早く目覚めてしまう、熟睡感がない等のさまざまな不眠のうち、ストレス・トラウマ反応が影響している場合、入眠時の考え事の増大（侵入思考）、不規則で連続性のない中途覚醒、悪夢によるフラッシュバック等の訴えが聞かれることが多い。塊として眠ることができない、いわゆる「過覚醒型の不眠」である。例えるなら、睡眠時においても頭のなかが臨戦態勢であり、いつでも逃げられるような危機状況下にあると言えるだろう。見方

を変えれば、過覚醒型不眠の有無がストレス・トラウマ反応を見定めるうえでは重要なファクターになる、ということである。余震を怖れ、物音に過敏になっている被災者、性的虐待やレイプを受けた被害者などに多く見られる。当クリニックの患者さんには、このタイプの不眠を訴える方が大変多い。

▼訴え② 身体症状がある

頭痛、めまい、耳鳴り、吐き気などの身体症状を訴えて来院する方がおられる。内科や耳鼻科を受診して各種検査を受けたものの、異常なしといわれて当科を紹介されて受診する方も少なくない。また、身体の節々に痛みや熱感を伴って整形外科を経由して来られる方もいる。予診でストレス因の有無、いつごろから症状が出始めたか等を尋ねていくと、多くの場合、思いあたることがあり、こころと身体の相関関係に気づく。心身一如とはよく言ったもので、人間とは本当に複雑かつ精緻にできていると思う。

身体化している方のなかに、凄絶な内容を笑顔で話すような人がときどきおられる。そういった方は、自身の問題に気づいていなかったり、気づいていてもメンタルな問題としてとらえたくないという思いがあったりすることが多い。いわゆる否認の心理状態にいる場合もある。身体化症状は、言葉にするのが苦手な方に生じやすいが、ストレス・トラウマ反応性のものが少なくないと認識しておく必要があるだろう。

▼訴え③　物忘れがひどくなった

若い患者さんで、物忘れを気にして受診される方がいる。中高年であれば認知症や軽度認知機能障害（ＭＣＩ）との鑑別が必要となってくるが、加齢による機能低下とは思えない物忘れを訴える方が漸増しているように思う。そのような患者さんに尋ねていくと、友人の話やテレビ番組のストーリーなどを断片的にしか覚えていなかったり、職場で頻繁にメモを取らないと用件が抜けたりするという方が散見される。トラウマ理論の視点から見れば、仮説のひとつとして、「解離性の意識の断裂」を起こしていることが想定される。解離は、耐え難い苦痛や葛藤から自己を守ろうとするために起こる防衛反応である。当クリニックの患者さんのなかには、津波を体験した記憶が一切ないという重度の解離性健忘の方もおられるが、震災後に何らかの解離性の症状が出現したという方は決して少なくない。

▼訴え④　動悸、息苦しさ、発汗

被災地特有とは言い切れないが、パニック発作を訴える方が目立つような印象を持っている。蟻塚も述べているように、ストレス反応の見立てとして、パニック発作の有無を確認することは有効である。話し始めは、過度の緊張や不安についてなのだが、身体の反応を尋ねていくと、動悸や息苦しさ、発汗、ときには血の気が引くような感じを自覚している。ひどいときには「死んでしまうのではないか」という恐怖心を抱くこともあるという。運転するのが怖い、高速道路に乗れない、レジ待ちに並べない等、自分自身でコントロールしにくい場所に行くと生じやすいことから、パニック発作であろうと同定される。

くわしく話を聴いていくと、パニック発作は交感神経の緊張と深く関連していることがわかる。一例として、当クリニックでは「鳥肌反応」と呼んでいるが、パニック障害と診断された患者さんのなかに、風呂に入ると鳥肌が立つという症状を呈する方が何人かおられる。先に述べた過覚醒不眠も交感神経の高ぶりだと考えられるが、このような反応も臨戦態勢の延長なのだろうか。本来リラックスするはずの入浴や睡眠時に気が休まらないというのは、いかに苦しいことかと思う。

▼訴え⑤　特徴的な気分の落ち込み

当クリニックの患者さんにはうつ病エピソードの方が多いが、そのなかには非定型うつ病と思われる方が高い確率でおられる。身体が鉛のように重い（鉛様麻痺）、夕方にわけもなく涙する（夕暮れうつ病）、一週間のうちに気分が晴れる日もある（気分反応性）、他者からの注意や叱責を過度に怖れる（拒絶過敏性）等、それらのエピソードがひとつでも出てくれれば、非定型うつ病である可能性も考慮し、他の症状について確認していく。

症状が反応性であるため、周囲から気分屋と誤解されがちだが、何らかのストレス・トラウマ反応が基底にある場合も少なくない。パニック発作の長期化に続発することが多く、当クリニックにおいても、パニックと非定型うつ病を併発するケースが相当認められている。非定型うつ病を見立てることは、震災ストレスや震災トラウマを見極めるひとつのポイントであるとも言えるだろう。

▼訴え⑥　人影が見える、声が聴こえる

被災者のなかには、「亡くなった人が見える」「声が聴こえる」といった、幻視や幻聴を思わせる訴えをする方がおられる。それらの現象のみをとらえ、時間をかけずに予診を終えてしまうと、その後の本診で安直に精神病性の幻覚という診断につながる恐れがある。強度のストレス反応の場合、ときとして一過性の幻覚を生じることは実際に見られる。亡くなった方への思いが強く、その人の姿が見えるといった状況は起こり得るし、被災地では現に起きているのである。震災後に避難先で受診した際、精神病性の幻覚を疑われた方が、しばらくして当クリニックに来院され、一過性のものとして治療したところ、症状が消失した例もあった。幻覚か否か、その中身を積極的に掘り下げる必要はないが、ていねいな聴き取りをすることが求められる。

これまで述べてきたように、予診で尋ねる内容を吟味していくと、さまざまな震災ストレスやトラウマ反応に気づくことができる。ストレス・トラウマ反応は、見ようとしなければ見えてこ

ない。そのため、多くの場合、見逃されてしまっているのではないかと思う。留意したいのは、予診は診断するための客観的指標を提示するだけでなく、患者さんの回復にとって何が必要なのか、何を求めて来院されたのかを聴く時間だということである。

しかし、予診は初見であるため、決して侵襲的になってはならない。これは、精神科臨床の基本中の基本である。いわゆる「症状さがし」や、むやみやたらに内容を深めることは、セカンドレイプになる可能性も高く、確実に避ける必要がある。患者さんが語る物語や文脈を大事にし、彼らの思いをくみ取りながら、その方の人となり、そして今おかれている環境の大枠を把握することがインテーカーの役割であり、適切な予診のあり方と言えるだろう。

郵便はがき

料金受取人払郵便

本郷局承認

8048

差出有効期間
2016年12月31日
まで

(切手を貼らずに
お出しください)

113-8790

473

(受取人)

東京都文京区本郷2-11-9

大月書店 行

注文書

裏面に住所・氏名・電話番号を記入の上、このハガキを小社刊行物の注文にご利用ください。指定の書店にすぐにお送りします。指定がない場合はブックサービスで直送いたします。その場合は書籍代税込1000円未満は500円、税込1000円以上は200円の送料を書籍代とともに宅配時にお支払いください。

書　名	ご注文冊数
	冊
	冊
	冊
	冊
	冊

指定書店名 (地名・支店名などもご記入下さい)	

ご購読ありがとうございました。今後の出版企画の参考にさせていただきますので、下記アンケートへのご協力をお願いします。

▼※下の欄の太線で囲まれた部分は必ずご記入くださるようお願いします。

●購入された本のタイトル		
フリガナ お名前	年齢	男・女
電話番号（　　　）　　－	ご職業	
ご住所 〒		

●どちらで購入されましたか。

市町
村区　　　　　　書 店

●ご購入になられたきっかけ、この本をお読みになった感想、また大月書店の出版物に対するご意見・ご要望などをお聞かせください。

●どのようなジャンルやテーマに興味をお持ちですか。

●よくお読みになる雑誌・新聞などをお教えください。

●今後、ご希望の方には、小社の図書目録および随時に新刊案内をお送りします。ご希望の方は、下の□に✓をご記入ください。

□ 大月書店からの出版案内を受け取ることを希望します。

●メールマガジン配信希望の方は、大月書店ホームページより登録ください。
（登録・配信は無料です）

いただいたご感想は、お名前・ご住所をのぞいて一部紹介させていただく場合があります。他の目的で使用することはございません。このハガキは当社が責任を持って廃棄いたします。ご協力ありがとうございました。

Ⅶ　ストレス・トラウマ反応とは何か

●ストレス反応とは何か

人も動物も、外敵や危険に対して自分の防衛本能によってさまざまに自己防衛を試みる。石が飛んで来れば身をかわしてよけるし、目に水滴が入るときには反射的に目を閉じる。ライオンや猫は、敵が来れば身の毛を逆立てて体をせいいっぱい上に伸ばして、相手を威嚇する。これが交感神経緊張状態である。その状態を危険が去ったあとも引きずると、過覚醒不眠や動悸や発汗や発熱などの自律神経症状がうまれる。

これがストレス反応であり、危険から身を守るための正常で健康な反応である。しかしあまりに強すぎると自律神経のバランスが崩れるので、その回復のために医者の助けをかりる場合もある。心身両面にわたる反応なので、カーディナーは「生理神経症（physio-neurosis）」と呼んだ。

●トラウマ記憶とトラウマ反応

ところで巨大な津波が押し寄せてきたとしたら、その巨大な津波のパワーに私たちはかなわない。逃げるしかない。逃げたとしても、「自分をはるかに上回る巨大なパワーへの恐怖感と無力感」は強烈なショックとなり、そのときの情緒とともに記憶に刻まれる。これがトラウマ記憶である。恐怖や無力や絶望などの情緒は脳の松果体に記憶され、恐怖した記憶をよびおこす際の「付せん」としての役割を果たす。

トラウマ記憶が普通の記憶と異なるのは、その出来事と似た場面や音や光などの刺激によって、過去のつらい場面がフラッシュバックしてくることである。普通の記憶でも似たような事態で昔の出来事を思い出すことはあるが、フラッシュバックのように強制的に侵入してくる現象ではない。フラッシュバックとは、自分が意識しないのに勝手に侵入してくる発作である。

たとえて言うと、柔らかいバレーボールに棒を押し当てたときを想像するとよい。棒とは、外力であり、ストレス性の出来事を指している。棒が押し当てられるとボールは引っ込む。しかし棒を離すと、引っ込みは戻ってまた丸いボールになる。このときの戻る現象が反発力であり、精神的な意味ではレジリアンスつまり、トラウマや病気からの復元力である。

これに対してトラウマ記憶とは、棒を離したときにも引っ込んだ部分が戻らないのである。形状記憶という型崩れしないワイシャツと似ている。あまりに強烈でストレスフルな体験によっては、心があたかも一定の形状記憶を獲得したかのように脳内の意識下に刻みこまれてしまう。そして、そのつらい体験をほうふつさせる場面に出会うと、再びあの記憶が脳のなかに呼び覚まされる。

トラウマ記憶はいつまでも現在進行形の痛々しい記憶であり続け、「今の私」のなかに入ってくる。思い出そうとしなくても、自己の意志のコントロールを無視して、それは勝手に入ってくる。だから勝手に進入してくることを入ってくるトラウマ記憶を「侵入思考」ともフラッシュバックとも呼ぶ。トラウマ記憶が侵入してくることを私たちはコントロールできない。そして、このトラウマ記憶の暴走をトラウマ反応と呼ぶ。ＰＴＳＤはトラウマ反応のなかの典型例である。トラウマ記憶のもとになる、心に穴が開くような外傷体験を「心の傷」といい英語でトラウマ(trauma)という。

●トラウマ反応の特徴

以下にトラウマについてまとめる。

1　トラウマ記憶は、圧倒的なストレスによって不可逆的な記憶が刻印されること。

2　トラウマ反応においては記憶の時系列上の混乱が発生する。つまり原因となった出来事は過去に起きたことであるが、トラウマ記憶は今も燃えている現在進行形の記憶である。したがって過去の出来事が、「いま起きている」生の現実として侵入してくる。

3　それらのトラウマ記憶の侵入やフラッシュバックは、自我のコントロールを超えていて、いつどこでそうした「記憶の再体験」が起きるか予想できない。

4　持続的過覚醒刺激、つまり不眠や悪夢をみる。

5　回避と麻痺。トラウマ反応やPTSDが再現されないようにトラウマ記憶が刺激・賦活化されそうな場面を回避すること。あるいはそもそも現実生活のなかから、そうした刺激を惹起することがないように、予防的措置として感情麻痺傾向になること。

6　外傷性認知。宮地のいう「否定的認知・気分」のことで、やりもしないのに「どうせだめさ」と先手をうってあきらめるなどの回避傾向。傷つきからの回避が性格傾向になっているのである。

7　パニック反応あるいはパニック障害がしばしばみられる。急に動悸がして底知れぬ不安（「死ぬのではないか」と思うことも）、血の気が引いていく感じ、または血流が下から湧き上がってくるような感じなどに襲われる。

8　しばしば非定型うつ病のサインのほとんどまたはいくつかが見られる。非定型うつ病は、パニック障害が長期化すると続発性に合併してくる。通常のうつ病は朝に気分が憂うつだが、「夕方に悲しくなる、朝に体が鉛のように重くなる、日によって気分のいいときもある」などの特徴的なサインを呈することで本来の（内因性）うつ病とは特徴が異なる。

9　解離。「意識が飛ぶ」とか「体の一部が固まる」などの所見をみることがある。

10　身体化障害。内科や整形外科で痛みの根拠が見つからない長く続く痛みの所見をみることがある。

●交感神経緊張と過覚醒

大相撲の立ち合いでは、仕切り直しを何度もくり返して緊張を徐々に高めていって、すっかり交感神経が緊張状態になったところで、バチーンとぶつかる。そうすることで全力を出せるからだ。ストレスにさらされると、このような交感神経緊張状態が、常に続くことになる。すると、身体を安静に保つときの副交感神経とのバランスが崩れて自律神経失調状態となる。これがストレス・トラウマ反応の断面である。

一方、ストレスの高い状態におかれると、過覚醒という神経の興奮状態になる。たとえば私が、「こうしてあなたとしずかに話していて」、急に「**ああああーっ！**」と大声を出すと、あなたはびっくりする。そのときにあなたがドキドキしていると、それを過覚醒状態と呼ぶ。「生理学的に覚醒度が高い状態」である。そして、あなたが周りの人たちから年がら年中、突然「わあああーっ」と脅かされ続けると、あなたはつねに過覚醒状態になり物音にびっくりしやすくて眠りにくくなる。そのような場合の不眠を過覚醒不眠という。

●アンテナ感覚の亢進による不眠や過覚醒不眠

震災ストレスによる不眠で一番多いのは、「2時、3時、4時と何度も目覚める過覚醒不眠」である。眠っているときも「起きろ、起きろ」という過覚醒刺激（ストレス刺激）によって睡眠が何度も中断されるからである。

実際震災の起きた3月11日だけでも、震度3から震度6強までの余震が20回もくり返された。3月12日から31日までの間に震度4以上を観測した余震は114回に及んだ（気象庁HPによる）。津波や地震によって恐怖のどん底におかれて寒さと空腹に震えているとき、相次いで余震に襲われるなら、誰だって「やっと眠りに入ったものの、いつまた地震が来るかわからない」という思いが離れない。今も、夜にパジャマでなく普通の服を着ていないと眠れないという方がおられるくらいである。

くり返される余震におびえて、「また地震か？」とアンテナ感覚が過剰になると（交感神経緊張状態になると）、それは過覚醒刺激と呼ばれて不眠の原因になる。そして夜中にこの過覚醒刺激が何度もくり返し脳を刺激するから、「2時、3時、4時と何度も目覚める過覚醒不眠」となる。

このタイプの不眠であるかどうかを知るには「4時間とか5時間とかの『まとまったかたまり』として眠れますか？』『それともブツンブツンと何度も睡眠が中断されますか？」と聞くと分かる。

ときには極端に不規則な不眠パターンを示す場合もある。「月曜は一睡もしない。火曜は朝の4時から2時間眠った。水曜はほとんど眠れない」というような場合である。うつ病のような「毎日3時になると目覚めて、あとは眠れない」といった「決まった時間」がない。

そしてこのようなタイプの不眠が見つかれば他の症状をひっくるめて、すべてが震災ストレス

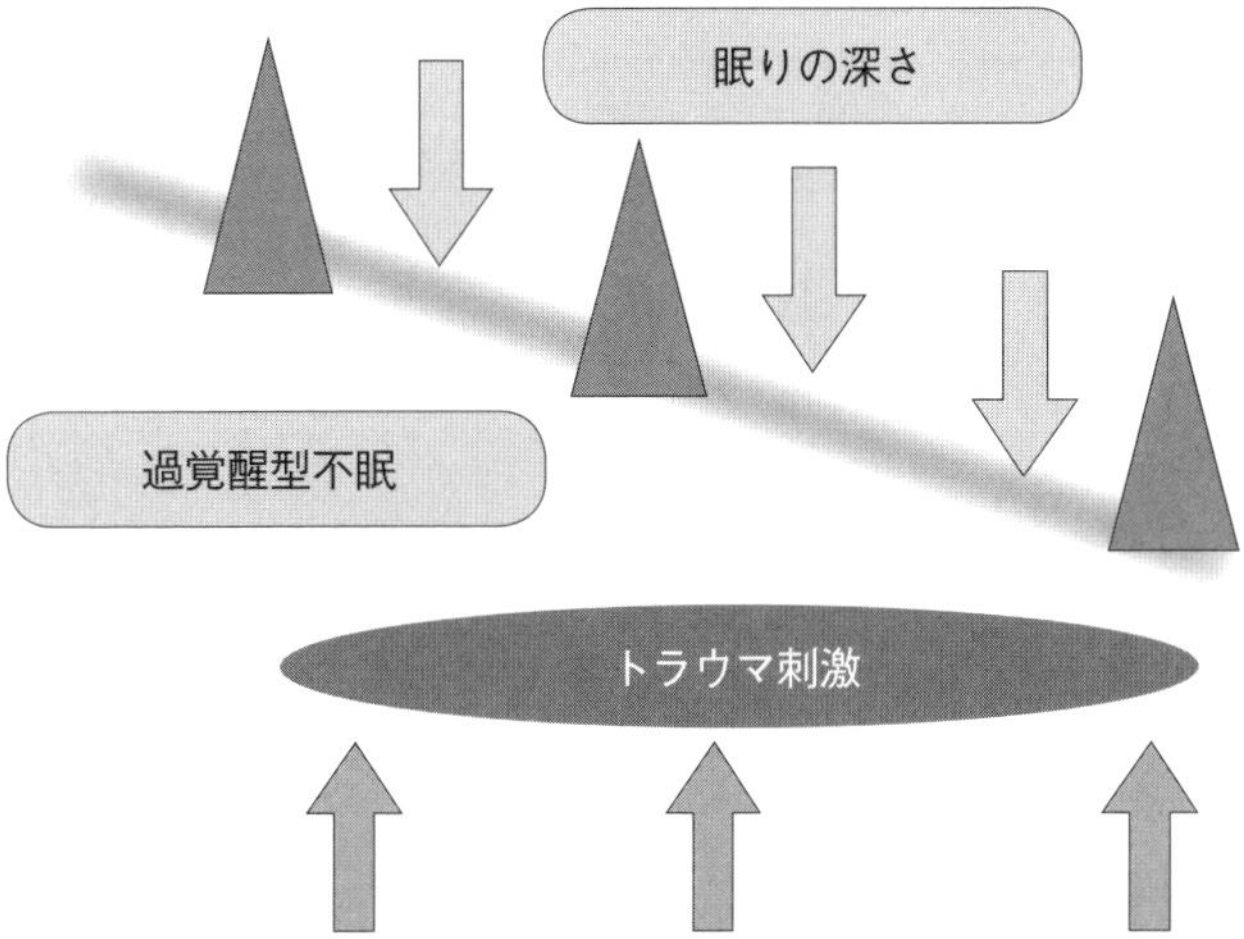

による症状ではないかと疑う。震災体験により交感神経が緊張傾向になると、物音や振動や動悸や、めまいなどの身体知覚に対して敏感になり、パニック障害も起きやすくなる。

震災後、子どもの甲高い声がとてもつらいという方がおられたが、音に対するアンテナが高すぎて甲高い音を拾いすぎるのである。音だけでなくて、人間一般の刺激もうっとうしくなると、スーパーに買い物に行くこともおっくうになる。

●ホロコースト生還者の不眠と、えひめ丸事件生存者の不眠

ところで、ナチスによるユダヤ人絶滅（ホロコースト）から生還した人の不眠が、過覚醒不眠だった。ナチスのホロコーストからの生還者の睡眠障害は、うつ病や健常者の睡眠とは異なっていた。ほぼ同じ年齢の、生還者、うつ病患者、健常者の睡眠機能を測定し

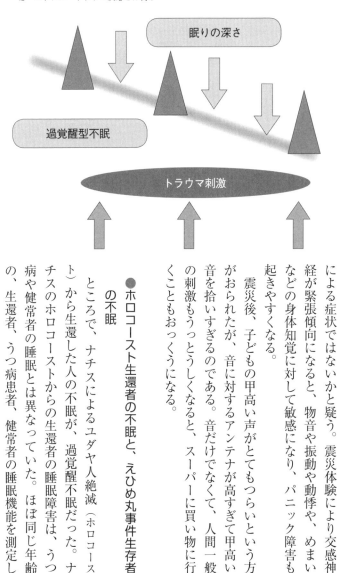

たところ、明らかに生還者は健常者よりも睡眠状態は悪かった。しかし生還者たちは、睡眠障害を除けば、日中の生活能力はうつ病患者よりも高かった（Jules Rosen and et al, Sleep disturbances in Survivors of the Nazi Holocaust, Am. J Psychiatry1991; 148:62-66）。

したがって「眠れない」からと外来に来られた方のなかで、うつ病の場合のように強度の不眠なのに抑うつ的な気分がない方がおられたら、トラウマ反応を疑うべきである。

２００１年にハワイ沖でおきた「えひめ丸事件」で生き残った高校生たちも、激しい過覚醒不眠を呈した。

その親にとって非常にこまったことは、この生還生徒たちの昼夜のリズムがまったく壊れてしまったことである。参考までに二人の生徒の睡眠日誌を図に載せる。……（図を省略）……これは事故後五か月たった七月の状況であるが、二人とも昼夜のリズムがばらばらであることがわかる。これは過覚醒亢進症状など、ＰＴＳＤの症状の強さがもたらしたものだろうが、多くの生徒にこのような睡眠覚醒リズムの障害が認められた。そして、このような状況では、生徒が学校に行くなど無理難題というほかなかった（前田正治編、『生き残るということ～えひめ丸沈没事件とトラウマケア』、67～69ｐ、星和書店、２００８年）。

睡眠日記をみると、「朝の5時～6時に眠りにつくことが多い、何度も浅い眠りがくり返される、不眠のパターンが一定しない」ことが見て取れる。夜中には過覚醒状態のために眠れない。そして朝の5時〜6時になり明るくなると、ほっとしてやっと眠気が差してくる。このような方は被災地で多い。

●ストレス・トラウマ反応の手がかりとしての過覚醒不眠

被災地で最も典型的なのは過覚醒不眠である。次いでパニック障害であり、パニック障害に続発する非定型うつ病である。

過覚醒型不眠とは、眠りが深く進んでいくはずなのに、「起きろ、眠るな」と睡眠を妨害するトラウマ刺激によって、睡眠が中断するタイプの睡眠障害である。そしてこの過覚醒不眠に対しての治療のコツは、下から突き上げるトラウマ刺激をいかに黙らせるか、である。通常の睡眠導入剤や抗不安薬は、下から突き上げる刺激に対しては無効である。私は、抗うつ剤や睡眠導入剤などに加えて、トラウマ刺激を抑制するために、「ジプレキサ1ミリグラム」「PZC2ミリグラム」などを併用している（ただしストレス耐性が低下しているので、薬物もなるべく低用量にする）。

いずれにしても、患者さんの不眠のタイプを見極めること、特に過覚醒型不眠の存在を確定するかどうかが、ストレス・トラウマ反応と診断するための最大の手掛かりである。震災前から症状があったのか、震災後に強くなったかを聞くことは必須である。それにしても「疑わないと見えてこない」。

●過覚醒と低覚醒—「戦闘モード」と「省エネモード」

危機のときには過覚醒モードとなり、眠らなくても目はぱっちりと開いて、わずかな物音さえも漏らさない。

これに対して、危機のときに張りつめて消耗した身体が休息し、エンジンをアイドリング状態に落として神経系を保護しようとするのが、低覚醒である。体験的には、「気力が出ない、根気が続かない」などの症状として体験される。

だから不眠が良くなったのに、今度は気力が湧かないという場合にも落胆する必要はない。危機をやり過ごして、疲れたから神経が休みたいと言っているだけである。よく眠って軽い運動をしていると良くなる。これをうつ病と診断しないことである。神経がほとほと消耗したから、今度は神経を休める休息と省エネモードに入っているだけであり、正常な反応である。

ときに「寒くなると眠くなる」などと気候に反応して、このような症状を呈する方もおられる。これは気候の変化に心身が過敏に反応する「気象病」というとらえ方もできるが、そういう「新たな病気」ではなく、「身体を省エネモードにして保護している」のである。

すべてのストレス・トラウマ反応を、生体の自然な適応・防御反応だととらえ、危機のときには過覚醒状態で警戒信号を鳴らしっぱなしで頑張ったものが、一息ついて心身を保護するために、抑うつや気力の低下、日中の眠気などを呈していると考えると受け入れやすい。

●ストレス・トラウマによる症状

リヴァインがトラウマ反応の説明として網羅している症状のうち、「第二段階」を次に紹介する。「第一段階」の症状は過覚醒不眠や悪夢などである。震災や戦争によるストレス・トラウマ反応では「第二段階」の症状がよくみられる。幼児期の虐待など重篤なトラウマによる「第三段階」の症状はあえて割愛した（リヴァイン、『心と身体をつなぐトラウマ・セラピー』、28p、雲母書房、2008年）。

パニック発作、不安。恐怖症。思考が飛んだりボーッとしたりする。過剰な驚愕反応。光、音に対する極端な過敏症。多動。過剰な感情反応。悪夢と夜驚症。回避行動（特定の状況を避ける）。危険な状況にひきつけられる。頻繁に泣く。唐突な気分変調（例、怒りの爆発、かんしゃく、恥の感覚）。過剰な、あるいは減退した性行動。記憶喪失や健忘症。他人を愛し、いつくしみ、親密になることができない。死ぬこと、気が狂うこと、早死にすることに対する恐怖。ストレスに対処する能力の減少（容易かつ頻繁にストレスで疲弊してしまう）。

ラファエルやフラートンらは、災害を体験した被災者のなかに次のような心身の反応がみられるという（C･S･Fullerton et al., Psychological and Psychopathological Consequences of Disasters; 'Disasters and Mental Health', p.22～p.23 WILEY, 2005)。

心的外傷後精神障害（ＰＴＳＤ）
急性ストレス障害、うつ病
薬物乱用
不安障害
適応障害
身体表現性障害（身体化障害）
外傷・感染・被曝・脱水等による脳損傷
体の病気を起こす精神的不調
〈心理行動面の反応〉……悲嘆反応／引きこもり・攻撃・暴力・家族不和・家庭内暴力／就労能力の低下や喪失／不潔／過喫／大量飲酒

●千の風になって―ストレスによる知覚の変容

デンマークのスピンドラーらは、非精神病性の幻覚について、欧州ストレス学会（ベルリン、２０１２年）でつぎのように報告している。

配偶者を亡くした高齢者に、心的外傷後ストレス症候群（ＰＴＳＳ）、うつ病などが見られた。それらの人々を4年間追跡したところ、幻視53％、幻聴48％、死者との対話33％が見られた、という（Spindler&O'Connor, University of Aarhus, Denmark, 2012）。

これと似た現象は、私も日常診療のなかで経験したことがある。70歳代の沖縄市の女性が、夫を亡くし、手厚くすべての儀式を済ませたにもかかわらず、「夜になると亡き夫が出てきてこまる」と、私の外来に来られたことがある。「それは普通のことなんだよ」と説明できたのは、この会議に出て話を聞いていたからだ。相馬市でも、亡くなった肉親が見えるという方がおられたので、スピンドラーらの報告や沖縄の女性のこの話を伝え、「それはふつうのことなんだよ」と伝えて安心していただいた。

こんなふうに、肉親や友人などを失くされた方たちと語り合っているうちに、私の死生観も変わった。死ぬことは恐れたり恐怖したり、忌み嫌うべきものではないと思うようになった。何より私たちの身近で起きることなのだから。亡くなった人たちは、私たちにとってかけがえのない親しい人たちだから、相変わらず親しく呼びかければいい。夜中に出て来ても、昼にその気配を感じても、それは嬉しいことだと喜べばいい。仏教やキリスト教で、亡くなった人が成仏したり天国に行ったりという説よりも、私たちの感覚を信じ、亡くなった人たちの形が見えるなら見えていいし、声が聴こえるなら聴こえていい。そんなふうに診察室で伝えている。

「千の風になって」という歌は、ネイティブアメリカンの死生観を歌っているという。「私のお墓の前で　泣かないで下さい。そこには私はいません、眠ってなんかいません。千の風に　千の風になって、あの大きな空を吹きわたっています」（詞、新井満）。

被災地の診療を行うようになって、私の死生観はこんな風に変わった。その代り、高速道路の運転が怖くなり、夜に海辺を走るのが怖くなり、一人で相馬の医師住宅に泊まるのが怖くなった。大音響や不意打ち刺激に動悸したり、大きな声にびっくりして飛び上がるようになった。

●夜の闇の暗さや寒さもトラウマ記憶を呼び起こす

ある人は震災後の不眠でクリニックに通院されていたが、良くなったので、北海道の富良野に星空観察に出かけた。ところがそこで北海道のまさに漆黒の闇夜を体験し、震災の記憶がフラッシュバックして戦慄し、卒倒しそうになった。

秋から初冬になって、寒さが身にしみるころになると、3・11のときの暗闇での避難と寒さを思い出してつらいという人の話を、福島で聞いた。寒さや暗闇がトラウマ記憶を呼び起こすのである。震災後に「夜が怖い」という女性の患者さんは何人もおられた。「夜が怖いので寝るまでテレビをつけっぱなし、またはタイマーをつけて、テレビをかけたままでないと眠れない」という方や、「夜中にトイレに起きると動悸と恐怖感におそわれる」とか、「夜に一人になるのが怖い。夫がさきに寝るとそのあと怖くて眠れない」という話を聞いた。

沖縄戦を体験した方たちのなかに、「マッチをすれない」「雷が怖い」「花火大会に行かない」「サイレンの音にぎょっとする」という方がおられる。戦場の爆弾の光や音や匂いの記憶が、花火やマッチの匂いや雷の光によって容易に呼び覚まされるからである。福島の震災で夜の暗さのなかで不安のどん底に叩き込まれた人たちも、沖縄戦を体験した人たちも、その記憶は「音や光という物理的な刺激」によって深く保存されるのだろう。言語の系列よりも音や光という物理的な刺激系列によってトラウマ記憶がより深く保存されるのかもしれない。

沖縄のジャーナリスト・山城紀子氏によると、沖縄戦の慰霊祭のある6月23日ころになると、高齢者施設できまって高齢者たちが夜間に叫ぶなど、「精神不穏」になるという。その高齢者たちは認知症のために日付はわからないのに、5月から6月のころになると落ち着かなくなる。山城氏は、彼らが「温度や湿度で戦時記憶を感知するのではないか」という。

津波などの震災ストレスを体験した方たちのなかに、「雨降りや寒さ、台風などの低気圧」によって、「身体が重い、眠くなる、気分が落ち込む」などの気象病的なサインをみることがある。これも湿度や気温と、ストレスの記憶が結びついたものと考えられる。

●ストレス・トラウマ反応を疑うときの質問

私は「改訂 出来事インパクト尺度（IES-R）」の質問項目と、それに自分の臨床経験を臨機応変に追加して、患者に質問している。「急に動悸することはありますか?」「急に呼吸が苦しくなることはありますか?」「夜の9時、10時ころに物思いが増大することはありますか?」「2時―3時―5時と目が覚めることはありますか?」「夕方にさびしくなることはありますか?」「テレビを見たり他人と話していて一瞬意識が飛ぶことはありますか?」などという質問項目を追加する。

戦場体験者には「花火の音や雷の光、マッチの匂いやジェット機の音や電気掃除機の音に戦慄しますか?」といった質問を追加する。沖縄の方には方言で「ちむどんどんしますか?(胸がどきどきしますか?)」とお聞きする。

IES-Rの質問項目を以下に紹介する。それを暗記しているのでいちいち項目ごとに質問するわけではない。その記憶がフラッシュバックするか、再想起することはあるか、侵入性の思考はあるか、ということなどを念頭におき、会話の流れで要点をしぼって質問する。

・どんなきっかけでも、そのことを思い出すと、そのときの気もちがぶりかえしてくる。睡眠の途中で目がさめてしまう。
・別のことをしていても、そのことが頭から離れない。
・イライラして、怒りっぽくなっている。
・そのことについて考えたり思い出すときは、なんとか気を落ちつかせるようにしている。
・考えるつもりはないのに、そのことを考えてしまうことがある。
・そのことは、実際には起きなかったとか、現実のことではなかったような気がする。

・そのことを思い出させるものには近よらない。
・そのときの場面が、いきなり頭にうかんでくる。
・神経が敏感になっていて、ちょっとしたことでどきっとしてしまう。
・そのことは考えないようにしている。
・そのことについては、まだいろいろな気もちがあるが、それには触れないようにしている。
・そのことについての感情は、マヒしたようである。
・気がつくと、まるでそのときにもどってしまったかのように、ふるまったり感じたりすることがある。
・寝つきが悪い。
・そのことについて、感情が強くこみあげてくることがある。
・そのことを何とか忘れようとしている。
・ものごとに集中できない。
・そのことを思い出すと、身体が反応して、汗ばんだり、息苦しくなったり、むかむかしたり、どきどきすることがある。
・そのことについての夢を見る。
・警戒して用心深くなっている気がする。
・そのことについては話さないようにしている。

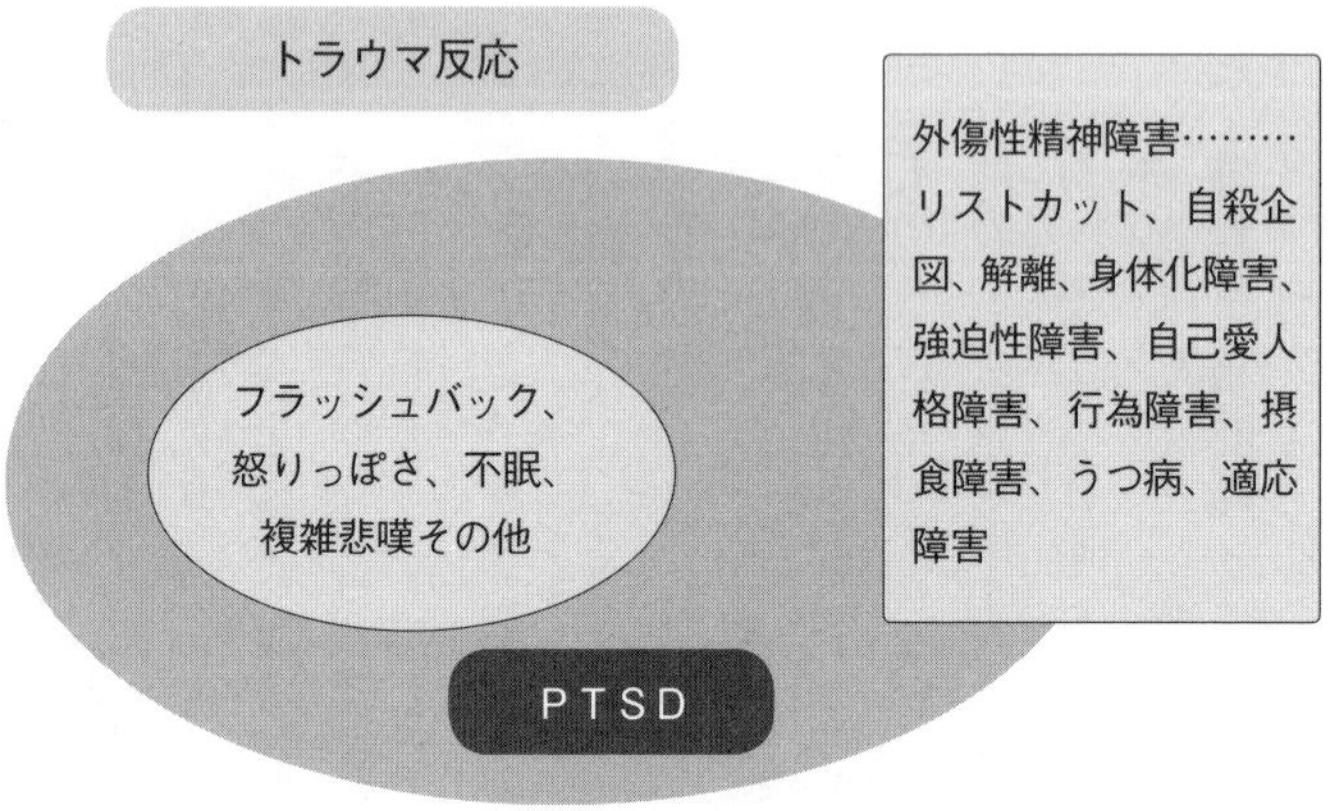

これらの質問によってストレス・トラウマ反応の疑いが濃厚であれば、上の図の大きい丸のなかだと考える。そしてその診断基準がすべてそろったＰＴＳＤはその丸のなかの一部である。

四角く囲んだ外傷性精神障害（岡野憲一郎）にリストアップされた疾患と重なる症候を示すものがあるので、これらの疾患群をも常に念頭において質問項目を適宜加える。

●カーディナーの戦争ストレス症状

ＰＴＳＤ概念が米国の診断基準のなかに採用されるまでには、ベトナム帰還兵たちの運動があった。フラッシュバックなどの症状に悩んだ彼らは、カーディナーの論文も読んで参考にしたという。『戦争ストレスと神経症』（カーディナー著、中井・加藤訳、みすず書房、２００４年）には第一次大戦に従軍した兵士の症状が細かく載っている（92～１３２p）。

１００年前の欧州戦線での兵士たちのストレス症状と同じものが相馬市でたくさん見つかり、被災地の診察でとても参考になった。次にそのうち自律神経症状を抽出して紹介する。被災地で見られたものをゴシック体で表す。

〈戦場でみる自律神経障害〉

嘔吐、失禁、**下痢**、**発汗**、皮膚紋画症、咳、顔面紅潮および蒼白、浮腫、毛髪の乾燥、頭髪の白髪化と脱毛、**窒息発作**（食道上部、ときに心窩部のヒステリー球）、吃音傾向、振せん、**頻脈**、**全身の多汗**、**焦燥感**、**大音響に敏感**、**激怒**、**砲弾炸裂や墜落の夢を見て不眠**、**動悸**、**めまい**、**易疲労性**、**平滑筋痙攣**（痛み、吃逆）、**不安の知覚力低下**、**頭痛**、**ほてり**、**耳鳴り**、**夢から覚醒するときの恐怖**、**日ごろの活動が妨げられたり雑音が続くといらだつ**、**引きこもり**、徐脈、**消耗**、**無食欲**、**各種の頭部の痛み**、**記憶力低下**、**業務無関心**、**集中困難**、**希望喪失**、**無感動**（最初に刺激過剰があり、その後に消耗現象がくる）。**のどのつかえ感と嚥下困難**、**失神**

〈戦場でみる感覚障害〉

全身の痛覚過敏（痛覚低下に至る）、無触覚症、無痛症、栄養障害性の皮膚症状、霧視と羞明、筒状視野、眼瞼けいれん、斜視、視野狭窄、著明な聴覚障害と聴力低下、持続的な聴覚過敏、ヒステリー性歩行障害、引きずり歩き、よろめき歩き、ときに全然移動不能、いてもたってもおれない、眼瞼下垂、後頸筋の攣縮《れんしゅく》など単一筋の攣縮、斜頸、吃音、失声、緘黙、吃音（寝言はどもらない）、両足からへそまで伸びる発汗、しびれ、痛み、冷え。口の周りがしびれ、きゅっとしまる感じ。顔がかゆくなる、パーキンソン様顔貌、大音響や不意打ち刺激への過敏性、身体を突然動かしたり椅子から立ち上がる、かがむとかしゃんとするなど体を動かすとめまい発作。

カーディナーの本には驚いた。日本で書かれた関連のどの本よりもくわしい。これらの症状が、目の前の患者さんのなかにないかどうか注意した。

●過去のトラウマが引き出される

第一次世界大戦（1914〜1918年）を欧州で体験した兵士が、極東で起きた関東大震災（1923年）の様子を報じる新聞を読んでトラウマ反応を起こしたという記載がある（前掲書、93p）。欧州戦線で戦った兵士の戦場の記憶が、数年後に起きた東京の震災の記事によって引き出されたのである。この逆の例も見た。

1945年の戦争記憶が、2011年の原発事故に際してよみがえった方がおられたのだ。実に66年もの間眠っていたトラウマ記憶が、引きずり出されたのである。南相馬市原町区にはかつて陸軍飛行場があり、特攻隊の養成訓練を行った。そのため、敗戦直前には米軍機から攻撃を受けた。

その方は幼いころに父に背負われながら、米軍機の機銃掃射から逃げた。同じ土地で66年後に原発事故から「逃げた」とき、米軍機から「逃げた」恐怖がフラッシュバックした。

満州引き揚げを体験した高齢の方が、地震と津波に遭遇して過覚醒不眠になったというお話も聞いた。「あなたたちわかる？　相馬市の人口（3万5000人）と同じくらいの人たちが一夜にしていなくなるんだよ」と満州引き揚げのことを語って下さった。本を読むと、病人や子どもは置き去りにして逃げたとか、集団自決さえあったとある。想像を超える凄惨な体験をその方は戦後ずっと抱えて生きてこられたのだ。そして津波によって記憶が引き出された。

●私たちの身のまわりにある解離という現象

「いまの意識」あるいは「ふだんの意識」から切り離され、心のどこかに「飛ばされてしまった意識」が解離性の意識である。そして「飛ばされた意識のかけら」が何かのはずみで「いまの意識」に突然、脈絡もなく飛び込んでくるのがフラッシュバックである。これと同じメカニズムによって、ＰＴＳＤや幻聴や妄想着想、解離性の筋肉の攣縮《れんしゅく》（筋肉がムギュッと固まる）、などがおきてくる。

津波で家を流されて仮設で生活していた女性は、隣近所の目があるので子どもを叱ることもできず、とても緊張する日々を過ごしていた。ある暑い夏の日に麺類をゆで、それを食べ始めたときに急に息苦しくなった。そして突然手が硬直した。筋肉の発作性攣縮である。これも解離性の現象であり、突然飛び込んでくる。

何年前か忘れたが、私が沖縄市での診療を終えて立ち寄ったコンビニで、お釣りをもらうときにふと涙がぼろぼろこぼれた。「わけもなく涙」というやつであり、解離された意識が突然飛び込んできたのだ。ただの買い物だったのにびっくりした。今になって考えてみると、当時、前立腺がんが見つかったうえに、肺がんの疑いが重なって悩んでいた。「来年の7月には死んでいるかもしれない」と思っていたころである。

●リストカットをする直前の意識

リストカットをする直前の意識とは、「狂うような感じ」で「たまに記憶ない」とか、「急に頭がグルグルして何か分からないが泣きたくなる」といった自分の意識を超えた解離性の意識が侵入してきて、そのあとに「気がついたら切っていた」という場合が多い。だからリストカットのほとんどは解離性の発作である。悲観的な気持ちになったり、追いつめられたときにこのような意識が飛び込んでくる。

ある女性は、「突然死にたくなった自分」に驚いて駆け込んでこられた。死にたいという考えに苦しんでいた延長線上での「死にたい」ではないので、それは神経のイタズラであり、自分の本心ではないことを説明した。

また、リストカットに至らないが、「急に頭がグルグルして何か分からないが泣きたくなる」という方もおられた。これも解離された意識の侵入による。

いずれにせよ、ふと「死にたい」が入ってきたら安定剤を服用すると消える。それは自分の本心ではなく、神経のイタズラだから真に受けないこと。

精神科医はリストカットや希死念慮ではなくとも、「急に飛び込んでくる精神現象」を見たらストレス・トラウマ反応を疑うべきである。非定型うつ病の「夕方にわけもなく涙する」も解離性の発作だろう。戦争孤児たちが、夕方や夜になると決まって泣いたというのと似ている。原発事故という想像もできない事態が発生して泊まりがけで対応していた県立医大の救急のH医師たちは、毎晩交代で泣いたとのことだった。それも困難と巨大な絶望に打ちのめされた果ての、解離性の意識の侵入によるものだったかと私は考えている。

●トラウマの「雪だるま効果」

被災地でなくても、「抗うつ剤が効かない、抗うつ剤増量による怒り発作、なかなか回復しないひどい不眠、パニック発作や過去のいやな記憶のフラッシュバックがある」などという「うつ病」があるとしたら、それは内因性のうつ病でなくトラウマ反応である可能性がある。

その場合には、「うつ病」の原因と本人が考えている出来事よりもさかのぼって、「幼児期に親と（とくに母親と）うまくいっていたか」「甘えることができたか」「体罰その他の虐待を受けたことはないか」などを聞いていくと、今回の「うつ病」に前駆するトラウマ的な出来事の存在に気づくことがある。

たとえば幼児期に母親はかまってくれなくて、「だっこ！」というと「あなたはお姉さんなんだから」と制止されて、しかし妹は甘えられたとか、父親に虐待されたとかのエピソードを聞く場合が多い。そしてこのような幼児期の「不幸」をもつ人は、中学や高校でいじめを体験することが多い。

このように幼児期のトラウマ的出来事があると、その後の学童期、青年期、成人以後の職場適応などにおいて、困難なトラブルに直面する場合をしばしば見かける。そのように「トラウマがトラウマを生む」ような場合をトラウマの雪だるま効果と私は呼んでいる。

思春期に「あんたを生まなければよかった」と母親から言われた娘は、自己肯定感が損なわれ、その後の人生の結節点にさしかかるたびにくり返し心が折れた。強いトラウマ体験をした方は、その後の人生のところどころで「ひろわなくてもいいトラウマをひろって傷口を広げ」、トラウマ反応を重いものにする可能性がある。

●まなびの森の卓越したとりくみ―被災した子どもを守れ

H・S・サリヴァンは、幼児期・児童期の親子関係の不調があったとしても青年期に「良い仲間体験」をすることによって、大人社会に適応する能力を獲得できるとしている。つまり「青年期のなかま体験」は、過酷な幼児期・児童期を送った人にとっては「復活戦」である（「なかま体験」については蟻塚亮二、「二年間にわたる小集団活動の経験から」、集団精神療法誌、1巻2号、1985を参照）。

仙台空港が津波に襲われた動画を見た方はおられると思う。あの場所から直線で19キロ南の海岸に面した広大な平野が山元町である。津波は遮られることなく平野を内陸まですすみ、町は甚大な被害を受けた。その山元町で、被災した子どもの学力向上をめざして取り組んでいる「まなびの森」というグループがある。その活動は学力向上だけでなく、震災による精神的なストレスの克服につながり、サリヴァンが強調する「青年期なかま体験」の獲得につながる。まさに卓越した実践である。

Ⅲ章の「幼児期のトラウマと発達性トラウマ障害」の項で、幼児期のトラウマが年齢とともに発達することを紹介した。ヴァン・デア・コルクは、トラウマを体験した子どもたちには特別のカリキュラムを用意すべきだという。学力低下が拾わなくてもいいトラウマをひろって、「トラウマの雪だるま」が大きくなるからだ。サリヴァンやヴァン・デア・コルクの指摘を受けて日本で、あるいは世界で最も必要な活動を「まなびの森」の人たちはやっておられた。代表の坂本一さんとお会いしたとき、心の底から感嘆した。

許可を得て坂本さんからのメッセージを以下に引用する。

講演を拝聴し、その後精神保健福祉ジャーナルのインタビュー記事を拝読しました。私達が仮設住宅で経験してきたこと、いま不登校支援の学習室で関わっている子どもたちのこと、ひとつひとつ腑に落ちることがあります。先生の講演と記事を通して、私たちの活動のなかから思い起こしたことを以下に記します。

仮設住宅や山元町の中学での学習支援活動に加えて、今年の4月から角田市の中学校で不登校、別室登校の子どもたちを対象とした「学習室」を中学校内で運営しております。現在10名前後の子どもたちが「学習室」を利用中です。

ほとんどの子どもたちは、教室での対人関係の困難よりも、家庭生活に困難を抱えております。自転車に乗ることができないというケースがいくつか見られ、子どもたちの成長過程と現状の関係を考えておりました。他者との「距離」について、先生が紹介された症例と同様な行動を見せる子どももおります。

沿岸部（山下中、坂元中）では、中学3年生の低学力・低意欲が深刻です。震災前後の学年と比較して意欲や自己肯定感の低さが特徴的ととらえています。震災直後に小学6年生を過ごした学年です。家庭生活の困難、学校生活の混乱（夏休み過ぎまで全国各地から慰問が続きました）の影響を強く受けた世代なのかもしれません。児童期のストレスに関する先生の指摘を読み、戦慄しております。

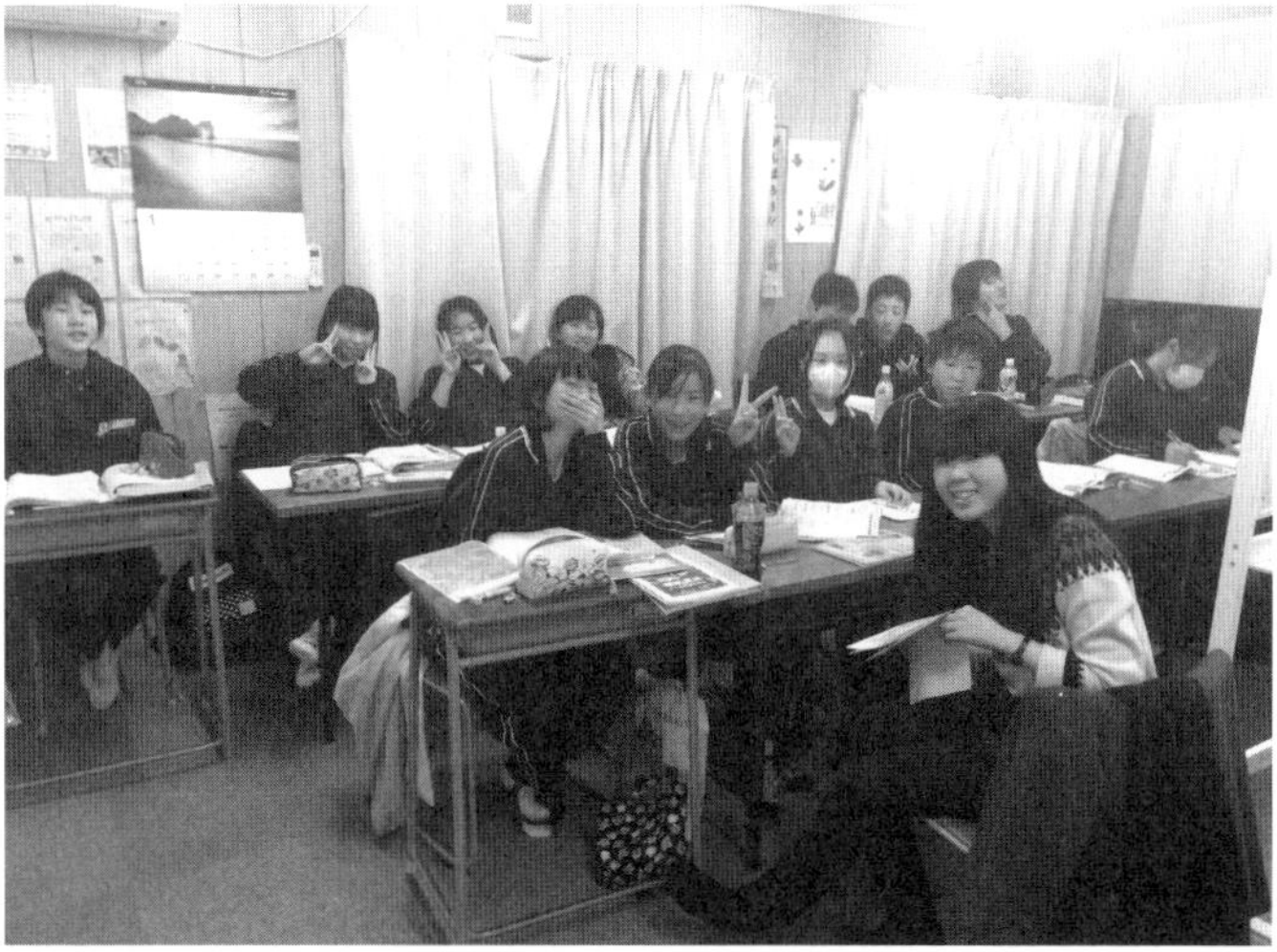

まなびの森、仮設住宅で勉強する中学生たち

学力は社会生活をしていくうえで、必要不可欠な鍵のようなものである。鍵がなければ社会に参加していけない。沖縄戦で文字の読み書きを学べなかった子どもたちが綴った本がある（珊瑚舎スコーレ編、『まちかんてぃ』、高文研、２０１５年）。彼らは、

「いつも学校をでていないことが胸につかえていました」（同書、28ｐ）

「人の妻としてやってゆけるのか子育てができるのか不安でした」（同書26ｐ）

「人が怖く信用することができません」（同書、82ｐ）、

と、成長し、社会人となり、結婚して家庭人となっても読み書きできないことでの劣等感に襲われ「いつも他人より目立たない生き方」をしてこられた。まったく同じことが被災地の子どもたちの上にものしかかる可能性がある。

そして震災から5年たった2016年3月11日にフェイスブックに坂本さんが書いた記事を以下に紹介する。

今日は3月1日に高校を卒業したばかりの若者たちが仮設住宅の活動にデビューした日になりました。中学1年生で被災した子どもたちが、この4月から大学に進学します。5年間とはそういう時間です。そして中学生のころから角田の教室に通っていた2人が仲間に加わる。それはやはり感無量のことであって、ここ最近、自分のなかのキーワードでもある「人財の地産地消」がまたひとつ実現した瞬間でもあるわけです。この後、まだまだ続々と「人財の地産地消」が続きます。今年はまさにキセキの世代です。

「まなびの森」で坂本さんたちとの熱い日々を経ることによって、彼らは学力だけでなく、対人関係能力や、人を信じる心や、生きる意欲を身に着ける。イギリスのウィニコット風に言うと、坂本さんたち教師集団が「社会に出ていく前の安心できるオトナ」(過渡的対象 transient object)」となることによって、子どもたちはオトナ社会に入っていくことが可能となる。まなびの森でサリヴァンの「青年期のなかま体験」をして「人を信じる心」が培われ、それは生きる意欲となる。「トラウマの雪だるま効果」はこうして乗り越えていくのだ。

坂本さんのメッセージのなかにあった、自転車に乗れない子どもが複数見られるということは、震災ストレスによるものかどうかは分からないが、その可能性はある。被災地で診療していての印象でしかないが、発達障害や自閉症をもっていた人は、震災によって著しく能力が損傷された可能性がある（まだ私の妄想のレベル）。だから発達障害がなくても成長期の子どもだから、震災ストレスによって運動機能が損なわれることはあるだろう。ただし、それらは回復するだろう。くわしく報告するほどの事例はないが、震災の後から言葉をうまく構成できなくなった方がおられた。また、子ども時代から初老期まで発達障害だったが何とか家業を継いでいて、しかし震災後に他人との会話の受け答えがうまくできなくなった方がおられた。被災地で、このような発達系の能力のブレークダウン、あるいは運動機能の低下などをみたら震災との関係を疑うことにしている。

●震災とひきこもり――仮設のエチケット

仮設住宅や借り上げアパートでは、往々にして隣に住む人は知らない人である。被災者同士が集まって「声をかけ合う」ことが奨励されるが、一面で被災者は「人と触れ合うのがこわい」「人と触れ合うことで傷つくのではないか」という不安の持ち主でもある。だから「お互いが声をかけ合わない」のが「やさしさ」だったり、「被災地や仮設でのエチケット」だったりもする。

被災地を訪れた支援者が、「みんな出てきて集まって楽しいことやろうよ」「みんな希望をもとうよ」などという場面を見かけるが、しかしそれはデリケートな問題なのである。被災者も心が疲れて引きこもったり、悲しんだりする権利はある。うつ病になる権利さえもある。病気をする権利だってある。自分から意識的に引きこもりすることだってあっていい。

引きこもりや、悲しむことや、落ち込んでウツになることや、病気をすることは、被災者が自分の傷口と向き合い、そこから再起していくための欠かせない過程である。そもそも、原発事故で故郷を失い他の土地で暮らす人に「復興」はない。そして仮に原発事故が収拾されたとしても原発避難者は故郷に帰れない。だから「頑張ろう」や「みんな集まって楽しく」はときに、「大きなお世話」だったりする。

力の有り余った支援者とちがって被災者は傷ついている。ほかに代わりようのない肉親を失って、巨大な虚無と毎日顔を合わせている人もいる。被災者のなかには、「希望もへったくれもどうでもいいから、少し私を引きこもらせてくれない？」と思っている人もいる。被災者の引きこもりをときには保障しよう。悲しむことにさえ後ろ指を指されるなんて、被災地ではあってはならない。

●自分で開発した対処行動——「おうっ！」

彼女は明るい性格の人だ。震災のときは美容院を経営していた。震災後、彼女の美容院は地域の被災者のたまり場となり、一時的にたくさんの人たちが語り合う場所となった。その後ときをへるにつれて地域の人もこなくなり、店を閉めたら独りぼっちになった。

とたんに彼女は眠れなくなり、夢を見るようになった。日中に街を歩いていて過去の嫌なことが頭に浮かんでくる。気持ちがさびしいときのほうが、フラッシュバックは多く入ってくる。家でテレビを見ているときにも嫌なことが浮かんできて自分を責めるのでつらい。そのため希死念慮もあった。

彼女は「自分で開発した対処行動」として、嫌な考えがフラッシュバックしてくると、自宅でも街を歩いていても声を出して「おうっ」と叫ぶことにした。すると自分の気持ちが強くなり、フラッシュバックが消えるという。すごい対処法を開発したものだ。彼女の負けん気がフラッシュバックの侵入をストップさせる。逆に悲観的であると、フラッシュバックや解離性意識の侵入は強くなる。幻聴も入ってくる。

彼女も、フラッシュバックが勝手に侵入してくることに関してはどうにも止めることができない。しかし彼女には、PTSDの診断項目にあるような、「回避」という行動はみられない。被災地で診療にあたっていると、このような「PTSDの診断基準をすべては満たさない」ものの、「悪夢、過覚醒型不眠、フラッシュバック」などのトラウマ反応と、パニック発作やリストカットなどの外傷性精神障害を伴う事例に何としばしば出会うことか。

ヴァン・デア・コルクによれば、「PTSDの縦断的経過には、急性、遅発性、間歇性《かんけつせい》、後遺性、再発性パターンなど、かなりの多様性がある」、また「PTSDの完全な診断基準を満たさない場合のトラウマ後症候群を定義する必要がある」という（ヴァン・デア・コルク著・西澤哲訳、

『トラウマティック・ストレス症候群』、179p、誠心書房、2001年)。

●近所づきあいは、「心の被膜」

ある女性は、近所づきあいを失い、職場の友だちとも音信がなく「陸の孤島」のような避難先住居に暮らしていた。朝から晩まで狭いアパートで夫と顔を突き合わせて、毎日何もすることがない。隣近所とは声もかけあわないし、回覧板も回ってこない。そうしているうちに、今までは気にしなかった夫の些細な癖が気になり、会話も乏しいのでいらいらして仕方なくなり、眠れなくなった。

夫と一緒の夕食だと左手に脱力が起きる。娘と一緒の夕食では何ともない。そんな彼女は自己洞察の優れた方で、約1か月後に眠れるようになったとき、「先生わかりました。私がこんなに夫にいらいらしたのは、原発事故で職場も仲間も近所づきあいも失ったからです」という。近所づきあいは、個人の心の外側に見えない被膜を作っていてくれた。その被膜がなくなったから、夫との些細なやりとりでいらいらしたのだと言う。彼女の説明は当を得ていた。確かにそうだ。

じっさい彼女の述懐のように、避難先の不自由な住居で、家庭内の夫婦関係や嫁姑関係が敵対的なものになった方たちを何人か経験した。震災前には仲の良い嫁と姑だったのに本人も説明できないが、「なぜか姑が憎くて憎くてたまらない」と。

震災により、それまでの馴染み深い人間関係を失うことは、その個人の心の柔軟性やしなやか

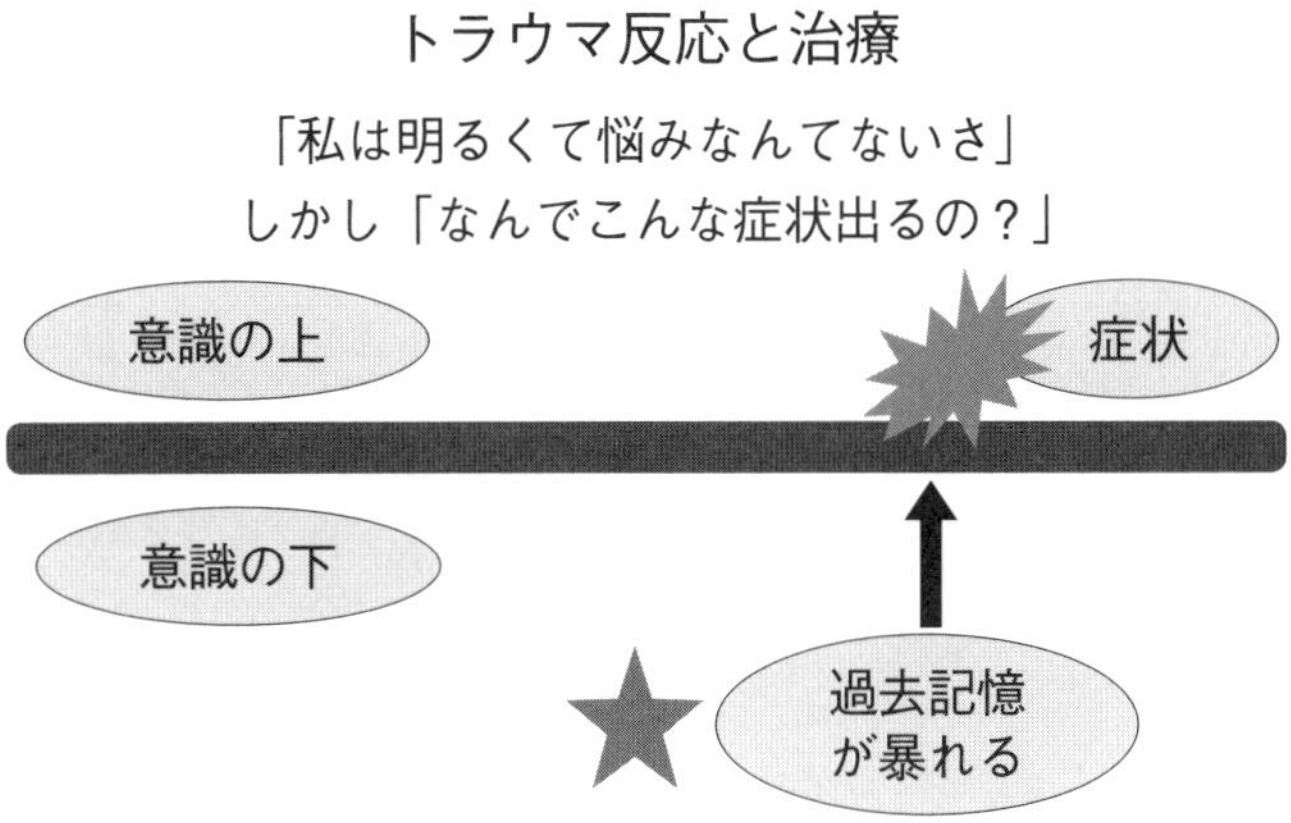
トラウマ反応と治療
「私は明るくて悩みなんてないさ」
しかし「なんでこんな症状出るの？」
意識の上
症状
意識の下
過去記憶
が暴れる

さ（レジリアンス＝精神的回復力）を失う。地域で孤立することにより、人はレジリアンスが低下し、「因幡の白ウサギ」のように傷つきやすくなる。ストレスに対抗する個人の抵抗力は環境によって支えられているのだ。

●身体へのアプローチが有効な理由

トラウマ反応は、本人にはほとんど原因不明であり、「私はＰＴＳＤです」といって受診する患者さんはまずいない。自分が震災関連の心身反応を呈しているとは気づかないのである。

これには理由がある。トラウマ的な記憶は「意識下の記憶」として脳内に保存され、ふだんはその存在に気づきもしない。だから「あのときのあの記憶」は思い出せても、その記憶が心身のこんな症状の原因になっているとは本人にも他人にも分からない。トラウマ記憶は、いったん意識上から脳神経の深層に潜り込むのだ。

まして、原因となる体験のあと一定期間の後にトラウマ反応が表面化した場合には、本人にとって心当たりとなる原因は浮かんでこない。原因となったストレス体験は、本人の意識上ではすでに過去形となっているので、今の症状を説明するに足る「過去のトラウマ記憶」を思い出せないのだ（図参照）。

だから、タッピングやＥＭＤＲやストレッチなどの身体的アプローチがトラウマ反応に奏功する。臨床心理士のパット・オグデンが身体を強調し、心理療法だけでなく姿勢や筋肉などを動かす身体的アプローチを併用しておられた（２０１４年３月、コペンハーゲン）。私も診察室で一緒にストレッチをしたり、ヨガや太極拳、舞踊、毎日の散歩をすすめている。そのうちにタッピング（ＴＦＴ療法）を習おうと思っている。

Ⅷ　福島でみたストレス症候群

●福島の震災ストレスとは何か――臨床現場からの分類

福島の震災とは、基本的に地震・津波の自然災害と、原発事故との複合災害である。このような震災を体験された方たちのストレス症状を次のように分類した。

1　地震と津波（天災）
2　原発による帰る土地と海の喪失―生業の喪失と難民状況
3　仮設住宅に長期間暮らすストレス
4　過去トラウマの引きずり出し
5　未来（と発達）の妨害

福島の震災を特徴づける原発被災においては、避難先を転々とした人たちのストレス反応が大きい。避難することにより、知らない文化の下で生活し、家族が分離し、避難先と福島との二重生活になって生活費が困窮したりする。また生業の喪失によって転職を迫られる。

仮設住宅では四畳半二間なので、震災前のようにお茶飲み友だちを招き入れるスペースがない。勢い孤独になる。使用期間を2年目的で建てられたので、夏は暑くて冬は寒く、隣りとの壁が薄いので大きい声も立てられない。歩く足音もそろりそろりと静かにして気を使う。となりの家の壁の隙間から煙草の煙が入ってこまるという人もおられた。こんな劣悪な住環境によって、新たに不眠やパニック発作が起きる。だから仮設にすむことは、震災とは別の新しいストレスとなる。

城らは阪神淡路大震災の調査研究の結果、避難所に住む者の4割が重度または中度のストレスを体験しているという。

「避難所で生活する者は、避難所以外での生活者よりも高いストレスを自覚している」と指摘している。そして「避難所生活者の7％が重度のストレスで、33％が中度、28％が軽度、正常と診断された者は32％」であり、他方で「避難所以外で生活している者の58％は正常、ストレスが重度である者は2％、中度が17％、軽度23％で、避難所での生活者を下回っている」とある（城仁士・小花和尚子、『阪神大震災による災害ストレスの諸相』、実験社会心理学研究、№2、232p～242p、35巻、1995年）。

過去に親との共感不全や過干渉やネグレクトなどの虐待を受けたものは、震災によって、より大きなトラウマ反応を呈した。震災は過去の隠れていたトラウマを引きずり出す。

逆に震災を体験した子どもたちは、いまのところ大きな問題はないとしても、未来にさまざまな困難に直面することによってトラウマ反応が表面化する可能性がある。震災は子どもの未来をからめとるのである。幼いころの子どもの心に対する強いストレスは、ある種の発達障害となって「発達」していく（Ⅲ章「幼い子どもたちの静かな心」、Ⅶ章「まなびの森の卓越したとりくみ—被災した子どもを守れ」を参照）。

●ストレス性の自律神経症状は消えるらしい

この章で紹介するように、震災から満5年を迎える福島の人たちに、めまい、吐き気…など、実に多様な自律神経症状を認めた。しかし戦後70年を過ぎた沖縄戦体験高齢者において、それらの自律神経症状は稀にしか見つからない。一方で「花火や雷やジェット機の音などに対する生理的戦慄」は、70年を過ぎても沖縄戦体験高齢者においてはしばしば見られる。

福島と沖縄とのこれらのちがいはどう説明するか？　福島でみた「めまい、吐き気…などの自律神経症状」は一時的なストレス反応で、いずれ消失するのかもしれない。これに対して沖縄戦の記憶は、恐怖という強い情緒が「付せん」となって長期に保存されているので、トラウマ反応が引き出されやすいのではないだろうか。

沖縄戦を体験した人たちも、当時は同様の自律神経症状を呈したものと思われる。しかし、いつしか症状が消えた方が多いのだろう。

●外傷性精神障害

岡野憲一郎は、外傷性障害として次のような疾患をあげている（『新外傷性精神障害』、66P〜75P）

PTSD（心的外傷後ストレス障害）
解離性同一性障害（DID; Dissociative Identity Disorder）
解離性健忘や解離性遁走など
自傷行為や自殺企図
境界性人格障害
身体化障害（Somatization disorder）
適応障害
遷延するうつ病、またはうつ状態
パニック障害
摂食障害
素行障害（行為障害）
自己愛パーソナリティ障害、回避性パーソナリティ障害ないしは社交不安障害

強迫神経症または強迫性パーソナリティ障害

ヒステリー

医師は、被災地においてこのような病態に出会ったとき、「これは何らかのトラウマ反応かもしれない」と思いを巡らす必要がある。あるいは「今回の震災のトラウマが影響していないだろうか」と考える必要がある。

リストカットなどは、その背後に虐待や解離性障害があることが多い。幼いころの虐待が今回の震災によって誘発されて前面に出てくるのである。リストカットの発症が震災前であるとしても、震災以前の虐待の履歴がストレス脆弱性を招き、今回の震災で表面化することはある。

●震災ストレスと症状

ここから実際に経験した震災によるストレス・トラウマ反応を列挙する。ただし被災地でのストレス反応は現在も進行中であり、症状の背後には人々がおられる。被災の状況や当事者の属性などを記載すると、その個人が特定されかねないので、それらを省略する。

▼解離

・女性。口論したとき、津波のことを忘れていた（津波、養育上のトラウマ）。

・男性。被災者救援のために不眠不休で働いた。その後疲れ果てた。意欲低下、緊張すると特定の部位の筋肉がこわばる。離現実感も（津波、震災過労）。

・男性。体がビクンと動く、避難した自分を責める（原発事故で避難）。

・女性。夜に大量の発汗、夜に熱が出る。けいれんをおこして倒れた（解離性けいれん、原発事故で避難、仮設住宅）。

・女性。津波が来るから逃げろと言われたが、身体が固まって動けなかった（津波、震災前の過酷体験）。

▼解離性の意識の断裂

・他人と話しているとき、気がつかないうちに別のことを考えていて、夫に「聞いているの？」と言われる、テレビをみていて「ストーリーの真んなかが抜ける」ことがある。

・急に頭がグルグルして何か分からないが泣きたくなる。

▼ふるえ

・女性。動悸、手足のふるえ、喉が詰まる。呼吸苦。不安感、身体のあちこちの痛み（原発事故で避難、仮設住宅）。

・女性。思い出しても、原発が爆発したときは「この世が終わった」というくらい怖かった。

イライラする。手が震える。体がピクピクし、足がピクピクする。頭痛、発汗多量（原発事故で避難）。
・女性。ふらつき、頭重、身体がだるい。手が震える。眠れない。天候が悪いと具合悪い（津波、原発事故で避難）。

▼不眠と夢

・男性。原発の爆発のときに車で巡回していた。津波もみた。津波が引いていくのを夢に見る。時折、自分が何をしているか分からなくなる。後でそれを思い出せない。眠れる日と、まったく眠れない日があって極端だ。物音や風の音でも眠れなくなる（原発、津波、震災過労）。

▼いらいら

・女性。早朝に覚醒する。不眠と過眠。夕方にいらいらする。いらいらする自分を抑えられない（津波、仮設）。
・女性。夕方にいらいらする（原発事故で6か所も避難転々）。
・女性。いらいら（原発事故で避難転々、病院で暴言吐かれた）。

▼幻視と幻聴

・女性。亡くなった友だちの声が聴こえたり、顔が見えたことがあった。人混みに行けなかった。最近は見えない（津波）。

▼身体化障害

・男性。数年前の術後の痛みが取れない。発作性の痛みが出てくる、不安発作に襲われる。眠れない（津波）。

・女性。術後の痛みが年余にわたって続いた。死のうかと思った。不眠、食欲不振（原発事故で避難）。

・男性。急に、背中が重い、痛い、顔が火照る、体に力が入らない、呼吸苦。ふらつく、震える。強い不安等に襲われる（津波）。

・男性。1時間ごとに覚醒する。悪夢を見る。足の裏が痛い（津波）。

・男性。不眠、足の痛み（津波）。

▼身体の部位がこわばる

・男性。台風やストレスによって首と肩が張って痛む。手がこわばって指が動かなくなる。入浴後にめまいと頭痛。腹痛、嘔吐、下痢。ときに発熱（原発事故で避難）。

▼ストレス症状のシリーズ

・女性。朝に起きて活動しはじめると頭痛。太陽が昇るときに頭痛（津波）。

・女性。朝に起きると震えが来る。電話がかかって来ると震えが始まり、気持ちが悪くなる（津波）。

・女性。急に腹痛が起きて、頻脈、呼吸苦、手の震えがくる、箸を持てなくなる。体がピリピリする。常に死にたいと考える。内科で狭心症など除外の後に当院に紹介された。夜中に突然飛び起きることも。耳鳴り。友だちのところで過ごすとこれらの症状が消える（地震）。

▼機能性ディスペプシア（胃腸症）

・女性。呼吸苦、食思不振、体重減少、悪夢。内科から紹介された。1年で9キロ痩せた。今も、夜も日中もフラッシュバックあり。夜に悪夢頻繁にあり（津波、原発事故で避難）。

▼眼瞼下垂

・男性。意図しないのに目をつぶってしまう。神経内科から当院に紹介された（津波）。

▼熱くなる

・女性。1時間おきに目覚める。両足の底が熱くなる。熱さが上にあがってくる。震災の場面がフラッシュバックする（津波）。

・男性。震災以後、足の裏が熱い。動悸、胸苦等の発作が起きると熱くなる。パチンコ屋の音と光やうるさい所で具合悪くなる（原発事故、避難転々）。

・女性。肩こり、口渇、38度の発熱、食欲不振、舌の痛み、口腔内灼熱症候群（原発事故で避難）。

・女性。微熱、身体のしびれ、動悸、手足のしびれ、鳥肌が立つ、頭痛（原発事故で避難）。

・女性。体が熱くなったり寒くなったりする。夢見る、動悸、他人と話すと気持ちが興奮して吐き気（津波）。

・女性。原発事故後に避難した。その当時子どもが鼻血をだして自分は熱が上がり下がりした。

・女性。胸部苦悶、頭が熱くなる、動悸と眩暈《めまい》、もしかしたら死ぬのではないかという不安（津波）。

・男性。だるさと37・5℃の発熱、吐き気、眩暈、下痢、動悸、大量の発汗たまに（津波、遠隔避難）。

・女性。原発爆発の噂を聞いて「死ぬのか」と思った。避難先で38度の熱、喉が痛かった。顔全体と唇が腫れたが皮膚科で原因不明。不眠、イライラ、夕方から不安、朝に「今日1日あるかな？」と不安になる。包丁を持つのが怖い。

・女性。眩暈と、カアーと熱くなる発作。

・女性。足の裏が焼ける、風呂上りが火照る。布団から足を出して寝ている。急に汗が出る

▼気象病

・女性。寒いと調子が悪い、台風のときには首がはって大変苦しかった。

・女性。寒くなったら眠くてだるい。10月12日ころ（台風）、だるくてまっすぐ歩けなかった。台風が過ぎたら治った。

・女性。寒いと体が重いし疲れやすくて、気分がうつ。震災前にはこんなことなかった。

・女性。台風の時期に夜に身体が重かった。朝は良くて夕飯後に身体が重くなった。

▼消化管

・女性。スーパーのレジ待ちしていると、眩暈、吐き気。便意を感じたときにも眩暈が出現。

・女性。津波をもろにみた。避難していて暗いなかを腹痛と下痢をしてトイレに通った。今でも津波の画像みると腹痛と下痢。

・女性。風呂に入ったときに心身がたかぶる。それが強くなると吐き気に近い感じ。

▼フラッシュバック

・男性。原発事故による避難で家族がばらばらになった。原発爆発は、怖くて死ぬかと思った。数か月後に避難先からどうやって帰宅したか覚えていない。今も被災当時の状況が活発にフラッシュバックしてくる（原発事故、養育トラウマ）。

・女性。震災のときの情景がフラッシュバック。寒くなると震災のときの体育館と空気の匂いがよみがえる。急に意識が遠のく、何かあると自責の念。希死念慮。何かの拍子に強くなる（原発事故）。

・女性。震災の情景がフラッシュバック。避難のとき、戦時中に父の背中で聞いた機銃掃射の音がフラッシュバック（原発事故で避難）。

・女性。悪夢、嫌なことがフラッシュバックしてくる。気合をかけると楽になる（津波）。

・女性。集中困難、新聞を読んでも頭に入らない。テレビドラマのストーリーが飛ぶ。枝野官房長官のテレビの場面が頭に入ってくる（原発事故）。

・男性。震災時の場面がフラッシュバックしてきて仕事できなくなる。悪夢。なかなか改善しない高血圧（津波、原発事故）。

・女性。動悸、悪夢、不眠、フラッシュバック（津波、原発事故の爆発音を聞いた）。

・女性。津波の場面のフラッシュバック（地震、幼児期の母親との共感不全）。

・女性。津波の場面がフラッシュバック（津波、職場のパワハラ、養育トラウマ）。

▼遅発性ＰＴＳＤ（震災後2年以上たって発症）

・女性、震災後2年してから不眠、流涙、広場恐怖、気力低下、耳鳴り、錯聴（津波、仮設住宅）。

・女性。震災から2年後、過覚醒不眠、風呂に入って体が熱くなる、吐き気、動悸など（津波、仮設住宅）。

▼パニック発作

・男性。パニック発作、発作性の希死念慮、健忘（震災過労）。

・女性。自動車や飛行機が怖くて乗れない（パニック発作のような閉所恐怖）。過眠、手の硬直（原発事故）。

・女性。パニック発作、じっとしていられない。入浴すると悪化（津波）。

▼めまい

・女性。夜に記憶の再想起、めまいと嘔吐（津波）。

・女性。めまい、動悸、浮遊感、パニック発作（原発事故）。

・女性。ふらつき、めまい（津波）。

▼むずむず足に似た生理的不穏

・女性。熱さ寒さが分らない、背中がむずむず（地震、津波）。

▼皮膚のかゆみなど

・女性。不安、夢、夕方からかゆくて眠れない（皮膚の膨隆疹、原発事故）。

・女性。こういう話をしているとあちこちがかゆくなる、鳥肌が立ってきた。風呂に入ると発疹が出て、かゆくなるので浴槽には入れない。

▼入浴によるいらいら、鳥肌

・女性。風呂に長く入るとじっとしていられなくなる（原発事故）。

・女性。寝る前に物思いして鳥肌が立つ。風呂に入るとざわざわして我慢できない。喉が発作性にざわざわして胸にくる（内科で異常なし）。過去の記憶がフラッシュバック（津波）。

・男性（再掲）。入浴後に頭痛と吐き気。

▼しゃっくり（吃逆）

震災過労の男性で、疲れ果てて眠れなくて来られた。3日くらい続くしゃっくり発作が認められた。

●震災ストレス反応についてのコメント

これらの症状のうちの自律神経関連のものは、国際疾患分類（ＩＣＤ-10）のなかで、身体表現性自律神経機能不全として分類されている。以下に引用する。

「最も一般的で目立つ例は心血管系（心臓神経症）、呼吸器系（心因性過呼吸と吃逆）、消化器系（「胃神経症」と「神経性下痢」）が障害される。症状には通常2つの型があり（略）、第一の型は

（略）、動悸、発汗、紅潮、震えのような他覚的な自律神経亢進兆候に基づく愁訴（略）。」

「第二の型は、一過性の鈍痛や疼痛、灼熱感、重たい感じ、しめつけられる感じや、膨れ上がっている、あるいは拡張しているという感覚などの、より主観的で非特異的な症状によって特徴づけられる」（ＩＣＤ‐10、精神および行動の障害、１７５～１７６p、医学書院）。

このように、ふるえ、身体の火照り、緊張したときの頭痛、足の底が熱くなる、入浴すると鳥肌がたつ、大量の発汗、発熱、動悸などのサインは、震災ストレスによる交感神経の緊張によるものと思われる。

実際には、「風呂に入ったとき、鳥肌が立ったり、長く入っていられないことがありますか？」など、入浴や風呂場といった具体的な場面や行動と症状とを結びつけて聞くととらえやすい。

▼生理神経症

カーディナーは世界大戦に従軍した兵士のストレス反応について、「外傷神経症の核心は生理神経症（physio-neurosis）である」と指摘している（『戦争ストレスと神経症』、10ページ）。これがストレス・トラウマ反応の特徴を表している。

ちなみに神経症という用語を使うときには、「精神神経症（psycho-neurosis）」のことを指している。したがって生理神経症とは、「精神症状のないストレス・トラウマ反応」「身体にいきなり現れたストレス反応」という意味である。こう考えると、身体に現れる自律神経症状などについて理解しやすい。

▼解離性の意識の断裂

精神の働きはふだんは連続して活動している。しかしひとつの物事を考えたり、テレビを見ていたり、他人と話したり、仕事をしていたりするときに、解離されていた別の考えや別の気分や別の意識が飛んできて、今までの精神活動に侵入し、その活動を中断する。

ときには、思考というほど明確なかたまりでなく「意識らしいもの」が分け入ってきて意識が飛ぶような場合もある。かつてトラウマ記憶が生々しいときには明確な意識だったものが、徐々に精彩を失い、影も形も不明になりつつも侵入してくるとき「意識らしいもの」が侵入したと感じる。フラッシュバックも非連続的に過去記憶が侵入してくるのだから、解離という現象である。

▼解離性の身体症状—ムギューと固まる現象など

身体に現れる解離現象もある。2013年の欧州ストレス・トラ・解離学会のレクチャーで、ビデオによって身体面での解離を見ることができた。子どものときの頻回のトラウマを体験した男性が、成人して以後、ストレス状況に直面すると手のひらがギュっと固まるのだ。

福島でもこのような現象をしばしば見た。私が「ムギューはまだありますか？」と聞いて、「1週間に一度くらいありました」等という会話をかわす。「ムギュー」とは腹や胸や手のひらなどが、急にぎゅっと固まる現象のことを指す。緊張する場面でなくて自宅で何気なく過ごしているときにも「ムギュー」が起きることはある。

「顎から舌が痛くなって喉が痛くなって胸に来る。内科で病名つかなくてメンタルなものと言われた。何度も深呼吸するとよくなる」と訴える方もおられた。これは口腔から食道、喉にかけての解離性の緊張亢進や知覚異常だ。内科医は当然狭心症などを疑って、精密検査をしたが診断がつかなかった。

あるいは突然前胸部の筋肉が緊張して、それを痛みとして訴える少女もおられた。内科医に紹介したところ、診断はつかないものの成長痛かもしれないとのことだった。他の幾つかの症状と併せて、それは解離の身体面での表現だと私は思う。

テレビ画像で、第一次大戦後のシェルショック（戦争神経症）の患者たちが、大げさな身振りで水飲み鳥のようにビクンビクンと体の前屈をくり返しながら歩いている場面や、間断なく手を震わせている場面を見たことがある。あれは解離症状である。

▼ストレス症状のシリーズ

英語で表すなら、a series of stress syndrome という表現が適切である。一連の、まるでマーチ（行進）のように「連続して引きずり出される自律神経症状」が何例も認められた。

朝におきたときは何ともないが、電話がかかって来ると震えが始まり、気持ちが悪くなる、といったシリーズとして現れる自律神経症状である。最初の動作が引き金になって待機していた自律神経症状が引きずり出されるのである。

朝に起きたときには「治った」と思う。しかし活動を開始すると足がしびれ、脱力し、冷たく痛くなる。そして口に緊張が集まって舌が歯の裏を押す。

これと似た「症状のシリーズ」を呈するという記載が、前掲の『戦争ストレスと神経症』にある。

略…日中にはめまい発作が起こった。そのときは目の前に黒いしみが見えた。この発作は1日3回から4回と言う頻度で起こる日もあった。発作は特に、身体を突然動かすとか、椅子から立ち上がるとか、かがむとかしゃんとするときに多く、要するに身体を動かせばその種のことが起こるのであった。(132p)

ひとつの動作が開始されると、寝たふりをしていた過覚醒状態が揺り動かされ、潜伏していた症状が引きずり出されるのである。100年前の欧州の兵士のストレス反応と同じものを、津波被災者のなかに見つけた。

▼機能性ディスペプシア（Functional Dyspepsia＝FD）

これは、近年になって定義された「器質的な異常を認めない食欲不振」である。あるいは「症状の原因となる異常がないにもかかわらず、慢性的に胃痛や胃もたれなど、みぞおちを中心とする腹部症状」とされて、しばしばストレス性に発病して、熟睡できないなどの睡眠障害を認める。

総合病院の内科にて精密検査して異常がなく、当院に紹介された方が続いた。そこで震災当時の体験をお聞きしたところ、ＦＤが震災とかなりの因果関係があるのではないかと思った。

そこで、機能性ディスペプシアの治療について、左記のような治療法を友人の医師たちに教えていただいた。

・過敏性腸症候群では少量のセルシン（3㎎／日程度）を隠し味で入れてみると奏功する例が結構あります。機能性ディスペプシアでも一定の効果はありますが、私は消化剤を常用量の2〜5割増しで投与し、さらにガスモチン（モサプリド）の併用も効果的でしょう。
・私はパキシル5㎎、レキソタンかワイパックス、柴胡白朮天麻湯《さいこびゃくじゅうてんまとう》などを試しています。
・けいれん性の消化管痛は芍薬甘草湯《しゃくやくかんぞうとう》が効きますし、便秘型の過敏性腸症候群には防風痛聖《ぼうふうつうしょう》散《さん》もよろしいかと。
・アコファイドが効きますよ。食欲低下はペリアクチンシロップ6㎖　3×1
・アコファイドは消化管運動機能促進剤です。昔からあるセレキノンに類似した薬です。
・六君子湯とセディールとか。

機能性ディスペプシアの治療剤とされるアコファイドは、まだ処方した経験がない。今までのところ、ペリアクチンシロップ、ガスモチン、セディール、消化剤の併用、半夏白朮天麻湯《はんげびゃくじゅてんまとう》などを使って効果があった。

▼むずむず足症候群に似た生理的不穏（アカシジア）と温度

むずむず足症候群（脚が落ち着かなくてじっとしていられなくなる、という症状）の治療のために、その適応治療薬であるビシフロールを投与している方が4〜5名おられる。これは震災によってストレス耐性が低下し、症状が現れているものと考えている。

同時に、足に特定しないで背中が「じっとしていられない」という訴えの方がおられる。いっぽう、「風呂に長く入るとじっとしていられなくなる」、「風呂に入るとざわざわして我慢できない」という方もおられる。これは足に特定されず全身性の生理的不穏である。だから足に特定しなくても、似たような生理的不穏はあるのだろう。また入浴による交感神経緊張が、「じっとしていられない」という生理的不穏を引き起こしているようにみえる。

ある女性は、「急に気持ちがぞくっとして、その後に、身のおきどころがなくなる」という。寒さや熱さの感覚と、「身のおきどころがない」というアカシジアが連動しているように見える。

40年以上前の経験だが、統合失調症で長期入院している方が、中庭をランニングした後に強烈なアカシジア（精神科で起座不能症候群、内科でむずむず足症候群）に襲われた例を経験したことがある。運動によって神経が興奮し、アカシジアが引き起こされる。
どうやら、熱さや運動や興奮が、アカシジアやむずむず足症候群などの生理的不穏を引きずり出すのではないかと疑っている。

▼非定型うつ病という病態――ストレス耐性の低下

震災ストレスによる反応で一番多いのは、過覚醒不眠であり、次いでパニック障害である。このパニック障害が長期化すると、非定型うつ病という病態を併発することが多い。つまり、非定型うつ病や新型うつ病、あるいは適応障害に併発するうつ病は、基本的に何らかのトラウマによる反応であると、私は考えている。その一番の証拠はフラッシュバックの存在である。内因性うつ病でフラッシュバックのような発作性の現象を見ることはない。

従来の内因性うつ病では「朝に理屈抜きでつらい」という「朝の憂うつ」を示すのが特徴だった。これに対し非定型うつ病では、「夕方にさみしくなってわけもなく涙し、消えてしまいたくなる」という「夕暮れうつ病」のサインが前景に立つ。

同時に、朝に身体が鉛のように重くなり、ときには動かし難い「鉛様麻痺」。いったん起きて二度寝して昼ごろに起きる「過眠」。楽しい友だちが訪ねてきたらしんそこ楽しくてバーベキューをやって楽しみ、しかし友だちが帰ったらガックリと落ち込んでしまう、という「気分反応性」、他人から否定的なことばをかけられると「どかーんと落ち込む拒絶過敏性」。過去のつらかった体験の場面が情景でフラッシュバックする、等の症状がみられる。朝の鉛様麻痺や二度寝による過眠は、ストレス・トラウマ反応における低覚醒状態つまりストレスからの防御モードであろう。

ところで非定型うつ病は、台風や1月〜2月の寒さによって悪化する。被災者たちのなかにも、寒くなると身体が重い、ひどく眠い等の訴えがみられる。震災によって、ストレス耐性が低下して寒さや低気圧にも反応しやすくなっているのかもしれない。気象病というものもストレス耐性低下によって説明されるのではないか。

フラッシュバックを伴う若者のうつ病は、外傷性精神障害であって、通常のうつ病ではない。そして、うつ病は前項の適応障害の最後のところで論及したように、その背後に、親子分離不全、過干渉などの養育トラウマが認められるので、若者のうつ病は外傷性精神障害の一種と思われる。

▼ストレスによる発熱

眩暈《めまい》のために耳鼻科に入院していた若者の所に、仲間たちが面会に来る。ところが奇妙なことに、友だちが帰った後の夜に、若者はきまって38度台の熱を出し頭痛に苦しんだ。耳鼻科の主治医のH先生は、この「眩暈、頭痛、発熱その他」は耳鼻科的な疾患ではなくストレス性のものだろうと疑い、当院に紹介された。それは、「友だちの面会→興奮→交感神経緊張→血管収縮性頭痛と発熱」というプロセスによるのだろう。

ある若者の母より電話があり、「朝に37・5度、学校では38・0、他の症状はない。毎週38度から39度の熱が出る。帰宅すると熱は下がる。休みの日は頭痛も発熱もしない」とのことだった。学校ストレスが、ストレートに発熱となって現れている。被災地では、このようなストレス性の発熱がありうる。精神的に落ち着いてくると熱は出なくなる。

自律神経失調症による発熱とは、「大学生で、37度2～3分の微熱が続いて身体がだるい」という程度のエピソードは普通にある。しかし津波や原発事故による恐怖を体験した人たちにおいては、些細な緊張によって交感神経が過剰に緊張して38度もの熱が出るのである。

▼養育トラウマによる若者のうつ病

親の過干渉や支配、あるいは親子がひとつのカプセルにおさまっているような共依存関係の若者が、社会に出て「うつ病」を発症する場合がある。これを「養育トラウマによるうつ病」と私は呼んでいる（実は適応障害に陥っている者の抑うつ反応である）。

過干渉とは、大学を終わって就職したとしても、「早く帰ってきなさい」「何時に帰るの？」「今日はどこに行って来たの？」と根掘り葉掘り息子の行動を聞きだし、すべてについて親の評価を加え、多くの場合は息子の言動を否定するような場合である。

これを親からくり返し行われていると、若者の注意は「親の評価基準とちがっていて叱られたらどうしよう?」と、親の言葉に過剰に反応するようになる。そのような若者は会社員になると、上司の言葉に過剰にビクビクし、否定的な言葉を言われると「どかーんと落ち込む」（拒絶過敏性）。つまり非定型うつ病のサインを呈する。これは親の養育がトラウマとなって引き起こされるストレス・トラウマ反応である。

被災地の過密な労働現場にこのような若者が働くとき、職場不適応の背後に、じつは親子関係が浮かびあがってくることがある。

▼マニュアル診断では震災ストレスの影響をみつけられない

診断基準を列挙しただけの、マニュアル的な診断学によっては、震災ストレスの影響をみつけられない。たとえば福島県に住む友人の女性が、「まぶたの痙攣《けいれん》やふらつき、吐き気、下痢など」のため病院を受診した。あきらかにストレス反応と思われるが、胃カメラや血液検査ではまったく問題なく、「過敏性腸症候群」「逆流性食道炎」「軽うつ」との診断を下された。こういう、人間をパーツごとに診断してラベルを貼るだけの診断では、震災の影響のかけらも見えてこない。

私なら、「3・11の震災のときどこでどう被災したのか、どんな避難をしたのか、今仮設に住んでいるのか、家族は分離して暮らしているのか、不眠はあるか、動悸や不安などのエピソードはあるか?」などと聞いて、「はたしてこの症状は震災ストレスによるものか、そうでないのか?」と考える（もちろん症状によっては放射能の低線量被曝による影響も、症状の同定は難しいが、可能性は排除しない)。

▼身体化障害

身体表現性障害とも呼ばれる。要するに、メンタルなストレスが原因となって身体が痛くなるとか、熱くなる等の症状である。津波に被災したある男性は、数年前に内臓の手術をしたが、その時強烈な不安に見舞われた。そして津波の被災の後に、術後の痛みが発作性に出てくる、不安発作に襲われる、眠れないという。

ある女性は、消化器の術後の痛みが年余にわたって続いている。死のうかとさえ思った。そして摘出されたはずの臓器の痛みを訴えておられた。まるで幻肢痛のようである。

このように、「背中が重い、痛い、顔が火照る、体に力が入らない、ふらつく、震える、足の裏が痛い」など身体的な訴えの方はめずらしくない。問題は、医師の側がこれを身体化障害というメンタルな疾患だと疑わないことである。

沖縄戦の体験者にも、韓国の元日本軍従軍慰安婦の人にも身体化障害を見つけた。私が担当した2人の沖縄戦トラウマによる身体化障害の方たちは、ともに回復された。1人は、戦争トラウマを持つ人の当時者会（集団ミーティング）をやった。もう1人は、不眠とうつが軽快するなかで、気がついたら、10年間におよぶ車いす生活から卒業していた。

▼気象病

気候の変化に過敏に反応する気象病も、震災を体験した人によくみられる。これは血管運動神経の過剰反応によるものだろう。ある人は、「雨模様になると具合が悪い。寒いのに暑かったり、暖かいのに寒かったりする。前よりも風呂上りに過剰な汗をかく。熱い風呂はビリビリしてだめだ」などと、台風や季節性の寒さによって、だるさや眠気や抑うつ気分を呈する人を見た。私は青森で30年、沖縄で9年、千葉で1年の精神科医を経験しているが、今までこんなに気象と結びついた症状を見たことはなかった。被災地ではストレス耐性が低下しているため、寒さや低気圧に生体が過敏な反応を示すのではないだろうか。

▼熱くなる

2014年9月30日、70代後半の女性が来られた。震災の後の5月（2011年5月）ごろから「体がポッポッと熱くなる発作」に悩んでいた。内科や外科や整形外科など、あらゆる診療科に受診したが、原因は不明だった。

私は沖縄で、「死体を踏んで逃げたから足の裏から頭まで灼熱感があがってくる」という80代の女性を沖縄戦ストレスによる身体化障害と診断して治療した経験があった。そこで、相馬で「体が熱くなる」女性も同様の身体化障害だろうと考え、「治りますよ」と話して投薬したところ2週間後、3回目の受診で「熱くなくなりました」と感激して報告してくださった。いまこの方は薬を最小にして、2か月に1回くらい通院して経過を報告してくださる。

この方は、震災では、親戚の家が流された。そのころがんを患っていた肉親が、震災のせいで早くなくなってしまった。そして眠れなくなった。震災と肉親の死とが重なって、足が熱くなって3年続いていた。「風呂に入ると鳥肌が立つ」という方と同様に、震災ストレスによって血管運動神経が過敏になっておられるのであろう。

▼かゆくなる

「かゆくなる」という方もおられた。これも自律神経の過敏によるのだろう。

50代の女性は、震災過労と肉親の病死が重なり、その後に眩暈と動悸が発症した。そして、診察のときに「こういう話をしているとあちこちがかゆくなる」という。そのほかに、

・ときどき頭のなかが真っ白になる、死にたくなる、身体がかゆくなる、鳥肌が立つ。
・風呂に入ると発疹が出て、かゆくなるので浴槽には入れない。
・普通の人の入る温度の風呂には熱くて入れない、うんとぬるくして入る。
・ときどき体がボッと熱くなる、そして少しでも温度が下がると寒いといって騒ぐ。
・風呂上りの汗がものすごい、夜中に汗が出て着替える。
・血圧も上がるが自宅で測ると何ともない（白衣性高血圧）。

・足の裏が焼けるようだ、特に風呂上りに火照る、布団から足を出して寝ている。

という症状がある。「熱くなる」という症状に併発して「かゆくなる」のである。

▼脳内の麻痺

40代女性は、脳が麻痺していると訴える。日常生活を送るのが精一杯で、毎日カレンダーをみて動くようにしている。注意力がついていかないという。彼女の弛緩した語り口や弛緩した座り方などから、解離性の現実感覚の低下が見て取れた。

他方では、「脳内で感覚麻痺の自分とすごく過敏な自分と、両方あって頭がひっくり返るみたいだ」と訴える方もおられた。そして「震災の記憶や過去の不快な記憶が、フラッシュバックしてくる」という。

統合失調症の方が訴える「脳の不全感」ではなく、過覚醒と低覚醒現象との混在のように見える。

▼遅発性PTSD

震災直後は被災者も興奮しており、支援の人たちも入り、メディアの注目度も高く地域の一体感も強いので、被災者にとっては「ある種の満たされた」時期である（いわゆる「ハネムーン期」）。そのような一体感はトラウマ反応の表面化を抑制する。

しかし震災から2年も過ぎると、支援者は少なくなり、せまい仮設住宅に暮らしているものに対する注目度は少なくなり、しかし仮設住宅のストレスは誰もわかってくれないし、住宅再建をふくめて先の見えないトンネルに放り込まれたような時期になると、近親死や定年退職やペットロスなどの喪失によって、潜伏していた震災トラウマが活性化されてＰＴＳＤやトラウマ反応が表面化する。

ある女性は、津波では家を流されたものの家族は無事だった。津波で流される人を見たわけでもない。そして叔母が亡くなったことを契機に震災の2年後にＰＴＳＤが出現した。ＤＳＭ基準よりも遅く発症したので、「遅発性ＰＴＳＤ」と名づけた。

別の女性は、原発事故で南相馬から逃げるときのあわただしさと不安に包まれたときに、戦時中に南相馬市原町の陸軍飛行場を襲った米軍の機銃掃射の音がフラッシュバックしてきて、それ以後眠れなくなった。

▼一過性精神病エピソード

この方は青年期の精神病を疑われた男性である。震災で直接の被害は受けなかったが、自分の住む町の海岸ではたくさんの人が津波にのまれて亡くなった。本人は高卒後父の経営する工場を手伝っていた。自宅に居酒屋風のバーを作り、そこに親しい友だちも遊びに来るとのこと。私もこの「居酒屋」に伺って楽しい時間を過ごしたことがある。しずかな若者である。いわゆる「分裂気質」ではない。

震災後10か月すぎたころより不眠と、注察妄想（ずっと人に見られているという気がする）が出現して公立相馬総合病院臨時精神科外来を受診した。当初診断は統合失調症を疑われたが、1年後には不安障害とされた。ただし、受診しても診察を回避して薬だけ欲しがるので「眠剤を入手する目的で来ているのではないか？」と疑われた。震災の翌々年の4月に筆者が診察したところ、トラウマ性と思われる過覚醒不眠、著しい対人的回避傾向を認めた。

トラウマ反応と診断し、薬物を変えたところ眠れるようになった。本人の自発的内発的な感情や言葉を大いに肯定しほめるようにした。その半年後、当初のくすんだ自閉的で生気のない彼の言動や身なりが、清潔ないでたちと笑顔とおしゃれな帽子というスタイルに変わった。そして年末年始には東南アジアを一人で旅行してきて土産話をしてくれた。

青年期の場合には、震災による心理的な興奮や喪失や恐怖によって、このような一過性精神病性エピソードもあるのだろう。彼から最近聞いた話である。

最初、診察に行ったとき、ネットで調べて自分は統合失調症でないかと思っていた。震災のとき4~5日は自宅にいたが、その後原発が爆発したので宮城県の避難先に集団で避難した。5人で1部屋だった。1か月いたが、他の人にとても気を使った。

そのころ不眠がちとなり、だんだん強くなってきた。やがて「人の目が気になる」ことがだんだん大きくなって自分でもおかしいと思うようになった。それで調べていたら統合失調症でないかと思うようになったので、自分から受診した。

「調べていたら統合失調症でないかと思うようになったので、自分から受診した」―こういうことを言う統合失調症の人はまずいない。また「『人の目が気になる』ことがだんだん大きくなって自分でもおかしいと思う」というあたりの「病感の持ち方」、「異和感との距離」が統合失調症の発病時とはニュアンスがちがう。

▼母子間の共感不全

親の不和は、子どもにしてみると、対立する親のどちらにつけば良いか分からなくなるので心理的虐待に当たる。一般には親からの虐待とは、誰の目にも分かるような暴言や体罰その他の物理的暴力などを指すものと考えられている。

ところが、２０１４年のヨーロッパ・ストレス・トラウマ・解離学会で、目に見えない「親との共感不全」も虐待並みの反応を引き起こすことをこの目で見て、私の考えが変わった。としたら、昔見た「原因不明だった解離性麻痺」も、「母子間共感不全」によって説明がつく。

この方は被災地ではない。その彼女は頭のいい少女だった。農村地帯で長女として生まれ育った。10歳ころに父が亡くなり、母が外に出て仕事することとなり、代わって食事の支度や妹の世話を任された。一生懸命頑張ったが、母に認めてもらえなかった。母は、その少女が作った料理をまずいと言ってけなして叱った、そんな母だった。母は強大だったので、少女は口答えすることなく勉強し、成長し、やがて家を出た。故郷を離れた都会で彼女は、仕事のできる「切れる」女性として働いていた。

あるとき、故郷の友人から結婚するとの知らせを受け取った。そして久しぶりの故郷に向かう乗り物のなかで左半身が麻痺した。あちこちの病院で調べてもらったが、原因不明だった。麻痺は約半年続いた。

児童期の母へのトラウマ記憶が、久しぶりの故郷への飛行機のなかでフラッシュバックしたのだ。これは児童期から続いた母子間共感不全による解離性の麻痺である。幼児期あるいは児童期の母子間共感不全とは、こういう劇的な症状を示すのだ。

このような「母子または親子間の共感不全」がうすうすありそうかと疑うとき、私は「子どものころお母さん（お父さん）といい関係でしたか？」「お母さん（お父さん）に甘えることができましたか？」という質問を投げかける。

すると、「子どものころ母とあわなかった」、「甘えたことない」、「叩かれて怒られてばかりだった」、「今でも母と娘で喧嘩している」などという答えが返ってくる。しかし母親を子どもから見限ることはできないので、泣く泣く母の顔色をうかがって母に受け入れてもらえる「良い子」

になるか、あるいは端から母に甘えようとしないで「つくられた自閉症」のように母に距離をおいて無視するという方法をとる。

そのときの感情で「怒ったり、やさしくしたり」という母親あるいは父親の顔色をうかがって生活していると、大きくなって会社勤めしたときも、上司や同僚の顔色ばかりうかがって、他人の評価にビクビクして暮らすようになる。親を無視して「つくられた自閉症」のような態度をとり続けていると、学校で友だちができなくて孤立する。

いずれにしても親との共感の不全は、その後の人生のなかで他人との間で双方向性の交流ができにくくなり、傷つきやすくなる。


このような児童期の母子間共感不全が震災に前駆して存在し、その後に震災ですっかり衝撃を受けた結果、引きこもりとフラッシュバックを続けていた人や、不登校になって親友と喧嘩して一人ぼっちになった人、手や唇が痙攣するなど解離性の症状を呈した人、リストカットに至った人、会社で嫌いな人にさえ無視されて眠れなくなって仕事に行きたくないという人など、多様なストレス反応が発生する。

推測するに、このような親子間の共感不全があると、震災や原発避難や対人関係での不眠やPTSDなどは、通常の3倍~5倍も高くなると思う。リストカットや自殺の問題もこの延長線上に多発するだろう。

▼高齢者のうつ病をみたらトラウマ反応を疑う

遷延するうつ病の背後には、幼児期の虐待などのトラウマが存在することは、日常診療でしばしば経験する。こうした場合に私は、「あなたはうつ病でなくて、トラウマ反応だよ」と伝えて、抗うつ剤を最低量に減らす。抗うつ剤で、この手の「うつ病」を治療しようとしない。トラウマ反応に対してうつ病治療をしてはいけない。もともと抗うつ剤は効かないのだから。

東京大空襲の戦火の下を逃げ歩いた女性が、心気的不安を訴える一方で、養育に際して過剰に支配干渉的で、そのことが息子の精神病性エピソードを引き起こした例をみたことがある。高齢者のうつ病や不眠を見たら、トラウマ反応を疑うべきだ。

▼パニック障害

パニック発作の現れ方は、ＰＴＳＤのフラッシュバックと現象的に似ている。実際、被災地で診療すると、震災トラウマによって過覚醒不眠を呈する人に、「動悸したり不安になることはありますか」と聞くと、ほとんどに近いほど、震災による不眠などのトラウマ反応の奥に、パニック障害を認めることが多い。

▼つよくなったがひとりでは泣けない

震災で夫と息子を亡くし、それ以後ずっとひとりでがんばって生きてきたPさんは、勇気を出してデイケアに参加することにした。少人数であるが久しぶりに自分のことを語ることができた。そして自分はずいぶんしっかりして強くなったと思った。それでも亡くなった人の悲しみを、ひとりではなかなか悲しめないという。彼女によると、

震災の悲しみは5年たっても癒えない。何かのはずみに、自分が「ひとり」だと感じる。テレビをかけていると、亡くなった人たちの声が聴こえるような錯覚に襲われる。今も皆生きているような気がしてならない。少し調子がいいときには涙も出るが、調子が悪いときには涙が出ないで、ひとりでイライラしている。5年間もひとりでよくも生きて来たと思う。自分をほめてあげたいと思う。

自分のことを、「震災の前と今では考え方が変わった」と肯定的に評価しておられる。「前は少しのことで影響され、他人の意見に翻弄された」、しかし今は「考える力が身についた、とらえ方がしっかりした」。だから「震災がすべて悪いことはでない」と。人の見方も前よりも変わった、と彼女はいう。深く相手に依存したり、逆に相手の意見にふりまわされることがなくなった。相手をおそれない、しかし「去る人は追わずだ」と。

沖縄戦を体験した高齢者は、レジリアンスが強化されて、長生きするのだと當山はいう。同じ

ことを彼女の言葉のなかに感じて、そのことを彼女に伝えた。

▼仮設はもう嫌だ、死にたい

ある女性は家が津波に流されて、やっと仮設に入居した。しかし仮設は狭いので、老夫婦と息子夫婦・孫たちとは別れて暮らすことになった。息子や孫たちと別れて暮らすのはつらいし、この先どうやって生活を再建していくか、将来また息子たちや孫たちと一緒に暮らせるのだろうか、などなど仮設に入居していきなり悩むことが多くなった。そして難聴が悪化し、めまいも出始めた。さらにはげっぷ、吐き気といった消化器症状も現れた。

別の女性は仮設住居に住んでいて、お隣さんが高齢者で夜の7時ころに眠りに入るので、夜の10時ころにテレビをかけていたら「うるさい」と壁をドンドンと蹴られた。彼女はその一件以来恐ろしくて、不眠とパニック障害に苦しむようになった。「仮設住宅に住むこと」が直接のストレス源となっている。

仮設住宅は耐用年数2年を想定した仮の住居である。入ってすぐ右手に流しとガス代があり、その隣にトイレと奥に風呂があり、左手に四畳半（ときに六畳）二間というのが基準。

ここに大人と子ども入れて家族が4人も5人も暮らすとなると、狭すぎる。布団を敷いて寝る場がご飯を食べる間となり、テレビがおいてある。子どもの勉強の空間や、若い人と年寄りの区別、夫婦の寝室などの空間は確保されない。

私もボランティア用の仮設にしばしば泊めていただいた。夜遅く仮設住宅に帰ってきて、フライパンで野菜炒めを作るのは怖かった。熱したフライパンに野菜を入れたときの「ジャーッ」という音は、お隣にそのまま聞こえてしまう。風呂を入れるお湯の蛇口も「ジャーッ」という音が聞こえないように気を配る。歩くときも抜き足差し足。夜に音楽を聴くときは最低のボリュームに絞って、ひたすら人の気配が隣の人に聞こえないようにした。

外壁も薄くて、東北地方では常識である断熱材が壁に入っていないので、冬は寒く、夏は暑くてたまらない。暑いからと、夏に窓を開けると隣の仮設棟とは直近なので、窓を開けていられない。かといってエアコンをかけると狭いので寒くなりすぎる。母親が子どもを叱ることさえできず、人々は声を潜めてじっと我慢して生活している。

これだけ緊張して毎日生活していると、震災で過覚醒に陥り神経が緊張している人たちが、さらに緊張を強いられて新たな障害を引き起こす。

ある男性はついに、「仮設はもう嫌だ、死にたい、じっとしていられない、眠れない、気が狂いそうだ」といって当院に来られた。「壁が薄いため、話もできない」、「これから先、いつになったら安心して広い所で暮らせるだろう」と考えただけで、見通しのなさに気が狂いそうになる。いったん考え始めると、頭がパニックになると言われる。

震災5年を迎えて、いまも仮設住居から通学する小中学生が3800人もいるという（河北新報、2016年2月14日付）。仮設を出て家を建てる余裕のない高齢者、障害をもつ人たち、シングルマザーの人たちは、子どもを抱えていまでも生活は大変で、先の見通しがもてない。そして仮設には中学生や受験生が勉強するスペースはない。

▼風呂という空間

震災を体験した人で、風呂に入ると不安になるという人は少なくない。風呂は狭い空間だから、地震が起きたら逃げられない。風呂に入っているときは裸だから、津波が来たらそのままでは逃げられない。だから風呂に入りたくないと。お湯の表面が波立つだけで津波を思い出して怖いという人もいる。

湯船につかって水がゴーッとあふれるとき、津波を思い出し、思わず高い所に上がろうとする幼児もいた。だから、風呂の戸をあけっぱなしでないと入浴できない子どももいる（戸を開けたままでないとトイレに入れないという子どもも、震災直後には見られた）。

▼「震災休暇」を給付せよ

水道設備などのインフラ工事などに携わる被災地の業者、公務員たちは、5年たった今も休めない。彼らに休暇を保障せよと言いたくなる。次に紹介する女性は、公務員ではないが、激しい被災状況を体験した。そして、離婚、娘と二人で生きていくための労働過重（長時間労働）などによって、震災直後のトラウマ反応が手つかずで3年も保存されていた。

過労性うつ病の労災認定が認められると思うような事例であった。彼女のような、シングルマザーで必死に生活する人たちに、「震災休暇」を支給してほしいと思った。まとまった休暇が彼女には必要だった。通院する時間もないのだ。

彼女の両親と祖母が避難所ごと流された。眠れなくなり、職場や他人の前で動悸や不安などのパニック発作とフラッシュバックに悩まされるようになった。しかし彼女は、いやおうなしの長時間労働に耐え続けて3年もがまんしていた。震災後、不幸な境遇の下でがまんしていたせいで、ストレス症状は「なま傷」のように口をあけていた。

▼解離性同一性障害

解離性同一性障害の診断にあたっては、特有の離現実感をそれと気づかないとなかなか診断しがたい。次の事例は、解離性障害、解離性の筋肉の緊張などの症状で来られた方である。震災のときには、不眠不休で自分の職場に被災者をたくさん受け入れて駆けずり回った。そのような震災過労が原因だと考えられる。

あるときから、「胸の筋肉が側面から押される」という身体症状と不眠に襲われるようになった。内科やその他の診療科を受診したが、「側面から押される」という訴えは何のことか理解してもらえなかった。

当院に来られ、「体が側面から押される」というのは、「こぶしがギューとなる」という他の患者さん同様に、胸の筋肉の解離性の緊張による「胸のギュー」だと思われた。

最初に診察室で話したとき、訴えを語る本人の気力や意欲や意志がまるで感じられず、あたかも他人の症状のように語る患者の存在に気づいた。「話している相手の、なんとなくボウッとしていて、私の目の前にいるのに現実感が乏しいという奇妙な薄皮を被ったような手応え」に、これは解離性障害であろうと思った（今はすっかり回復しておられる）。

▼健常者の希死念慮

川内原発再稼働の報道に対して、被災地の人々は静かに怒っている。政府の閣僚は「事故が起きたら面倒見ます」とはいうものの、福島では今も12万人が故郷を追われて難民状態だ。相当穏健な人でも原発再稼働と東京オリンピックには怒っている。

そのように、被災地では「いつになったら、生活は、街は復興するのか」について誰しも先の見通しを持てないでいる。地震と津波と原発事故で、若者たちの多くは出て行ってしまったが、彼らが再びかえってくるということはあるのか？　みんなそのことには口をつぐんで悶々としている。

そんななか、たまたま軽い不眠でこられた男性に、診察終了後「死にたいと思うことはありますか？」と聞いたところ、「ある」と言った。彼はうつ病でなく、トラウマ反応でなく、PTSDでなく、経済的にひどく困難に陥っているのでなく、失職しているのでもない。それなのに

「死にたいと思うことがある」という。つまり健常者のなかに薄い膜のように希死念慮が広がっている。

うつ病というのは、大きな困難にぶつかって、しかし何とか自分の思いを実現したいと思うものの叶わなくて、悶々としている状態である。

これに対して健常者の希死念慮とは、うつ病のように自己保存のための反応という側面がないのに「死にたいと思う」ということなので、何かでポンと背中を押されるとうつ病患者よりも自殺する可能性は高いのではないか。福島で震災関連死が増えている背景には、このような「健常者でも死にたいと思うことがある」に象徴されるメンタリティーがあるのではないかと考えている。

Ⅸ　トラウマによる否定的認知

●トラウマ後の否定的認知

被災地でトラウマ反応の診療をしていて、とても困難を感じたのは、幼児期や震災以前の離婚や虐待などの先行する深刻なトラウマがあり、そこに津波や原発事故が襲った人たちだった。ある女性は、震災後のストレス症状から回復してアルバイトに精を出せるようになった。見ちがえるほど明るくなられたが、ある日、「ここに来たって治らない。お金がかかるだけです。もう来ません」といって自ら医療終了を宣言された。彼女の言い分を聞いた。

「生きていること自体がいつも他人に迷惑をかけ続けている」という人生に対する自責的で否定的な認知が「治らない」。

それは、ここに来たって、薬飲んだって変わらない。

ここにきて、迷惑かけたという罪悪感ばかり感じる。

バイトやっていてもつらい。

――他人と話すと、いつも自分がだめな人間だと、自分を責めてばかりいる。甘えたい、しかし甘えてはいけないという。

他人に依存してはいけないいんだと知った、依存することは裏切られることだ。


このように、子どものころからの過酷体験や震災その他のトラウマによって「いっそ他人を信じないほうが傷つかない」と考える行動を「トラウマ後の否定的認知」という。

過去の嫌な場面がフラッシュバックしてくる、眠れない、つらい、嫌な夢ばかり見る。だから「誰かに甘えたい、頼りたい」と思うものの「甘えてはいけない」という否定的認知によるブレーキがかかる。

同様の考えをもっておられる別の女性は、「誰かに相談したって解決なんかしない」という確信があり、「だから自分を傷つけたら解決する、他人を傷つけないのだから」と「リストカットという解決」を最終的に選ぶのだという。

●一歩引いて生きる

別の方にお聞きした。「ここで言えば楽だった」という後悔のくり返しだった。いつも「タッチの差で、あえて運を逃して」きた生き方だったとご自分を回顧された。

そして、他人と席を同じくする場合には、
もしも他人に嫌われたら、自分はそこにいてはいけない。

「他人のなかの自分」という構図がいつのころからか嫌だった。

他人は他人、自分は自分、という感覚をとれない。

巻き込まれて反応しなきゃいけないと思っていた自分がいた（それはまちがいだと思うようになった）。

他人の集団同調性または集団斉一性（みんなが和して同ずる態度）に巻き込まれるのは疲れる、冷やかに距離をおきたい。


と言われる。皆がさしさわりのない話題でもりあがる「集団同調性」に参加することが苦しいという。このように、他人の中に出たとたん直線的で反射的な自罰意識を持つ人々が、私たちと同じ社会のなかで、つねに「一歩引いて、目立たないように」生きている。そして、このようなトラウマ体験の人こそ、「頑張ろう日本」に見られるような同調性圧力にもっとも傷つくのだろう。

●読み書きできないことによる否定的認知

沖縄戦で孤児になり学校に行けなかった方は多い。那覇市にある珊瑚舎スコーレでは、このような方たちを対象に夜間中学を開いている。この学校で学ぶ高齢者たちの体験記録『まちかんてぃ！　動き始めた学びの時計』（珊瑚舎スコーレ著、高文研）が2015年に刊行された。

この本にあるのは、戦争トラウマだけでなく「読み書きができない」というハンディキャップによって、いかに否定的認知が彼らの人生を苦しめたかが書いてある。それは沖縄戦を体験した人たちに多く共通する心理的な負荷である。

『まちかんてぃ！　動き始めた学びの時計』から、どのように社会的場面で「一歩引いて生きてきたか」を次に取り上げる。引用した文の中で、読み書きできないがための否定的認知や、戦争体験をふくむ何らかのトラウマによる反応だと思われた部分を、ゴシック体で強調した。

・女性。なんでもやってきた一方、**人前に出ると怖くなって**自分の名前、住所すら書けないのです。一人でいる時は書ける字がどうしても浮かばず、震えます。胸が痛くなります。お店の領収書も値段だけ書き入れるのに、お客さんの前だと一度紙に1500と書いてみないとまちがえるのです。

・女性。結婚しましたが、**人の妻としてやっていけるのか、子育てできるのか不安でした**。

……略……絶えず学校に行きたい、学びたいと思い続けてきました。自分は何のために生まれてきたのか。

・いつも学校を出ていないことが胸につかえていました。オオトロバイ（とっても鈍い）なので、子どもや孫に関する世間話しかできませんし、話を合わせられないことがコンプレックスになり、引っ込み思案のまま生きてきました。

・女性。読み書きができないことに悔しい思いを何度もしました。平仮名とカタカナは書けます。読み方もほとんどOKです。でも会議の中で聞き取ったり、それをそのまま文章にすることはなかなかできません。全部ひらがなで記録し、帰ってから辞書を引き引き、この漢字なのかあの漢字なのか、迷いながら文章に直していきます。

・男性。字を書けない、計算ができないことは恥ずかしいことです。酒が入るとお互いのそうしたことをあげつらって、けんかも起き、情けなくなります。無学ですと社会に出てこまります。

・女性。商売をやってきました。仕事がら外に出ることも多いのですが、どこか自信がなく、つい隅っこに行ってしまいます。外国人はイエス、ノーがはっきりしているので楽ですが、日本人との会話はうまく会話できないヒガミがあるせいか、引いてしまいます。とくに書くことに立ちすくんでしまうのです。

・女性。以前は役所に代書屋がいたのですがいなくなり、自分で記入するのですが、係の人から「あなたの名前の漢字はこれでいいのですね」と言われてドギマギします。カタカナでしか書けないので、自分の名前の漢字すら分からないのです。着付けの教師になって、実技はいいのですが、教室の生徒の名前が書けないのです。ボランティアをしたいと望んでも、アンケートの記入ができません。

・女性。女一人で住んでいるので、男たちがうるさくてたまりません。結婚すればこうしたこともなくなると思い結婚しました。そうでもなければ結婚しなかったと思います。人が怖く、信用することができません。

・女性。そのころからです、自分の中に中学生のままの自分がいる、成長しきれない自分がいると分かり始めたのは。中学時代に母がつぎつぎと弟や妹を出産し、特に弟が生まれたときの母のよろこびようを見て、母にすてられたという思いがいつまでも残っているのです。

・結婚しましたが、親に育てられていないせいもあり、いろんなことがチャースガー（どうしよう）ばかりでした。体調が悪くまともに動けない状態のなか、お舅さんががんでも世話ができないありさまでした。親戚たちからは、怠けていると言われましたが、引っ込み思案でうまくモノが言えずビクビクしていました。

・女性。結婚して四人の子どもを育てると、自分の無学が悔しくてなりません。はがき一枚書けません。学校に通っていない、字が書けないことは、いつまでも心に刺さっています。死ぬまでには書けるようになりたいです。

・女性。無学のままのこの60年間は、真っ暗だった。言葉で言っても通じないかもしれないけど、無学ということは暗闇、真っ暗ということなんだよね。やるべきことは努力してみんなやってきた。人間としてしそこなっているのは学校に行くということだけ。物心ついてから、そのことが苦しい。こんな哀れはずっと残るんです。10歳から（この学校を）待っているんですから。

・女性。役所に行って、住所、名前をここに書いてと言われると、あれほど家で練習してきたのに、頭が凍ってしまいます。手紙が来ても、どんな内容か分からないので、誰かに読んでもらうしかない。大事な書類も書けない。借用証も書いてもらう。どんなことが書いてあるのか確かめるすべがない。

・女性。女優の飯田蝶子が「焼き芋を買いに行くのが楽しみ、包んである新聞を読むことができるから」と語っています。そのころはフリガナがふってあったんですね。この気持よくわかります。「おしん」は苦労したと思いますが、読み書きは教えてもらっているのでうらやましいですよ。

・女性。学校に行ったことのない者が結婚などできないと思っていましたから、嫁にはいかんと決めていました。学校に行っていないというのは恥ずかしいです。何かにつけて遠慮します。書ける名前も、受付の前に立つと机がガタガタするほど震えます。年賀状も書いてもらってしか出せません。自分で書いてみたいです。

・女性。子どもが大きくなると婦人会、ＰＴＡなどの活動が増えます。お手伝いをしたいのですが読み書きができないので、人の後ろからついていくしかないのです。いつも人の後ろに隠れているのです。心が痛いですよ。

・女性。ＰＴＡや婦人会などで意見を言ったりすることが、まるでできないんです。まして役員の話など出ると恐ろしくてなりません。…略…学校を出ていないひけ目を植え付けられてしまっているのか、字を書く場面になると頭が真っ白になり、ひらがなすら忘れてしまいます。自分の家だったら話したり、かけることも、他人の前ではひけ目がまず出てしまうのでしょう。

●苦しむことで何かをなしたのだ

否定的認知に苦しむ人に何と言えばいいのだろうか。何も言えない。ただ聞くだけだ。「幸せになろうとしないほうがいい、傷つかないから」と、他人との積極的なかかわりを避けて苦しみながら生活している方がおられた。彼女は長期休暇を前にして、何週間も前から死ぬことばかり考えていた。死ぬための方法をいろいろ調べたうえで、練炭を燃やして死のうと決めた。そして七輪を買いに行き、いざ持ち上げた。しかし予想よりも重いので買うのをやめて先に伸ばした。そこで練炭で死ぬ計画がとん挫し、他方で長期休暇が終わるころまでは生きないと決意していたのでとてもこまった。ふと会社の同僚のクリスチャンの友人を思い出して、連絡してみようと思い立った。

「どうせ死ぬんだから、声をかけて傷つくことになってもいいさ」と度胸を決めた。その同僚が思いもかけず親身に話を聞いてくれ、とりあえず死ぬことを思いとどまった。そして診察に来られ、一部始終を教えて下さった。

私は、フランクルの「どうしてこんなに世界は美しいんだ?」という話を聞かせて、彼女に言った。「絶望のはてに燃える夕焼けに見入った人々や、震災に打ちのめされた夜に輝く星空を見た人々と同じように、あなたも生きることで苦しみ続け、絶望のふちまでたどりついた。だからこそ、その果てで勇気をもって同僚に相談された。それはとてもよく生きたのだと思う。そんなふうに七転八倒されたこと自体が貴重で価値が高い、生きるってそういうことだ」と伝えた。

彼女は一瞬びっくりされたが、涙を流していた。そのとき私は、フランクルの「まっとうに苦しむことは、それだけでもう精神的に何かをなしとげることだ」という言葉を思い出していた(フランクル、池田理代子訳、『夜と霧　新版』、112p、みすず書房、2002年)。しかし、私もともに生きるものとしては彼女と平等で、何をどうすべきかなどということは不遜なことで、ひたすら同じときを過ごすのみである。

X　震災トラウマを乗り越えるために

●震災を乗り越えるには

1　SOSの能力
2　悲しむ能力―泣いてもいいんだ
3　語れる相手の存在
4　しごと、住居、仲間、お金、医療
5　音楽や芸能―地域力
6　「今」を大切に生きる意志

SOSを発信する能力というのは被災地のことに限らない。こまったときに、他人に相談すると悩みごとは大いに軽減されると、私は「いのちの電話」相談員の研修で伝えてきた。自殺するというのは、ことが極まってこまり果てたにもかかわらず他人に相談するということがないから自殺する。SOSを発信することができるのは、対人的な信頼感がその人の心の基礎にあるということだ。

悲しむ能力というのは、つらいことも受け入れて心を投げ出して悲しみに身を任せることのできる度量のことである。震災でつらい体験をしたが、泣いてもいいし、悲しんでもいい。むしろ悲しむことができるということは、その人の能力の大きさを示している。

語れる相手の存在が、震災を受けた人には必要である。私のクリニックに来られる被災者は被災地のなかのごくごく一部の人でしかない。本当は相馬市や南相馬市や浪江町や飯舘村や新地町など、私たちのエリアの住民の、一人一人に「それぞれの3・11がある」のだが、その一人一人が震災のことを語れる場所はない。

仕事、住居、仲間、お金、医療とは、精神科リハビリテーションの分野で地域生活に必要とされる基礎的な条件であるが、被災者が生活していくためにも必要と考えた。

音楽や芸能や地域力というレジリアンスを支える環境的社会的な条件が、とりわけ原発事故による避難の方たちから奪われてしまった。ヒトラーによるレニングラード包囲作戦では市民70万人が餓死したとされるが、レニングラード交響楽団が市民を励ました。沖縄戦後の収容所でいち早く、空き缶を使ったカンカラ三線による歌や漫談芸が住民の心を慰めた。沖縄戦体験高齢者のPTSDリスクは極めて高かったが、しかし日常的にカチャーシーを皆で踊る文化に支えられていて、彼らの横断的な精神健康度は高かった。

このように、激しい災害や戦争において人の心を心たらしめるために、芸能や文化や音楽や祭りや地域の伝統などは極めて貴重である。

最後に大切なのは、生きる意志である。どんな困難におかれたとしても「与えられた条件を受け入れて生きる意志」こそが大切だと精神科医のフランクルはいう。

生きる意味を問うのではない。また、生きることが幸福を約束するものでは必ずしもない。生きる意味はどうでもいいから、生きることに挑戦して身を投げ出すことのなかに（結果は幸せもあろうし挫折もあろうが）、その行為のなかにこそ人が生きた証があるのだとフランクルはいう。この言葉は被災した人たちにはつらすぎるだろうか。

●100%の保証がなくても前に進まなければ死ぬ

俳優の渡辺謙氏が、早期胃がんであることを公表した（2016年2月）。早期胃がんだから常識的には100%治る。しかし相手はがんだから「100%治る」とは誰も保証できない。それを知りつつ前に進むのだ。

100%の保証がなくても前に進まなければ死ぬ。生きるということは、いつもそうした危うさと背中合わせだ。100%助かるかどうかはずっと未来になってから、結果としてわかる。生きる意味も「ともかく生きた結果」として、後でわかる。

親しい者同士であっても、100%承認できるから友だちだということはない。人と人の間で何%かのズレは「まあいいさ」と呑み込んで、大枠で人を信じられるという処理をして友だちの輪が広がる。

そして「人を大枠で信じられる」というのは「自分の心の矯《た》め、またはあそび、懐の広さ」など、こちら側の条件にもよる。私たちはそうやって、人に対する基本的信頼を維持している。

●「PTSDのリハビリテーション」という思いつき

福島の震災と原発事故で何がおきているのかを説明することは、とても難しいことだと感じている。臨床の現場で直面していることも、模範解答のない新出問題や応用問題ばかりなので、自分の頭で考えないと先が開けない。震災によるストレス反応の場合に、不眠は回復したもののなかなか元気が出ないとか、外出がおっくうだという方は多い。

そこで精神科リハビリテーションや、うつ病の復職プログラムなどを念頭において、「生活のなかでの活動や行動の処方」をしている。しかし決まった教科書はない。

そこで手さぐりではあるが、自分が診察室で行っていることを思い浮かべながら、PTSDや震災ストレス反応からの回復過程、つまり「個体の側のリハビリテーション」についてこんな方法を考えた。

・毎朝カーテンをあけてお日さまをおがむ。それが睡眠と覚醒リズムをリセットして確保してくれる。

・散歩できない人は、窓を開けて、ぱっと大気を吸う、または玄関あけて深呼吸。
・自宅周りの散歩。
・5つの散歩コースを決めて毎日コースを変える。気力が上がらないときはショートコースにする。
・散歩には、カメラとオーディオを持参して楽しむ。
・好きな歌手やグループの追っかけを行う。
・小旅行のすすめ。
・コンサートや図書館にいって自分の時間を過ごす。
・スポーツジム、サークル、デイケア、買い物。
・コンビニからスーパーなど人の多い所に出て行く練習。
・自分で計画して、喫茶店や図書館などで自分だけの時間を過ごす練習をする。
・美容院や歯科医院、スーパーのレジ待ちの練習。
・車の助手席体験や運転。
・パートから、就労。

ここで目標にしていることは、少しずつ体を動かす、考えるのでなく体を動かす、軽い程度から少しずつステップアップする、つらくなったらやらないなどと、「無理しない」「大きく傷つかない」「考え込まない」をモットーに行動を拡大していく。そうして「マイワールド」を築いていく。「マイワールド」とは、自分一人だけでいる時間をもち、そのとき自分を再発見することだ。

●避難先でも自分を生きる

原発避難者の方たちの家への思いは切ない。「家がそこにあるのに帰れない」というのは、家族と暮らす未来も奪われることを意味する。さらに、「避難先で生きる自分は本当の自分の人生ではない」との思いにも突き動かされる。「避難先で生きるのは本当の自分ではない」としたら、その思いは、「自分には生きている価値はない」というところにいきつく。原発事故は町や家だけでなく、未来をも奪い、生きる価値すらも見失わせるのである。

Nさん（女性）も、「家族みんなの未来を夢見て建てた家」から避難した。家族が知恵を寄せ合い、庭にはバラを植え、薪ストーブも付けて建てた家なのに帰れない。そして、たまたま自宅に帰ったときに子どもが鼻血をだし、自分は上がったり下がったりの発熱（弛張熱《しちょうねつ》＝1日の体温の変動が1℃以上ある発熱）をくり返した。それ以来帰らないことにしたという。そして彼女は、「自分はB型でいい加減だからうつ病にならないし、最終的に一番は生きていること。夫も元気だし、子どもも健康だし、蟻塚先生にも会えたし、これでいいかなと思っている」と言う。彼女はマイホームを失ったことに、自分で納得できる合理的な説明をしていた。

私は彼女の言葉に感じいった。震災の不条理について考え込んで、そこから回答を求めようとすると私たちは墜落する。だから不条理なものについては回答を求めないという「回答」もあっていい。大切なことは生きる意味ではなく、生きていることだから。

●生きるとは、どこにおかれても生きること

発表される避難者の数が減ったからいいということではない。避難先で定住することも人生だ。心の傷からの回復も、震災前に戻ればいいのではない。5年という時間の間に、みんな苦闘して生きてきて、心は傷つきながらもその分厚く深くなっているはずだ。

フランクルがナチスの収容所で苦しんでいたとき、大方の囚われ人たちは「今こうしているのは仮の人生で、ここを出てから本当の意味のある人生が始まる」と考えていた。フランクルはそれに反対だった。

生きるということは、どこにおかれても生きるということだ。だから、原発事故からの避難先であってでも、そこで生き抜くことは本当の自分を生きることであって仮の自分を生きることではないだろう。「事故前の自分が本当の自分で、今の避難先の自分は仮の自分だ」ということではないのではないか。生きるということは、どこにおかれても生きる。避難先でも本当の自分を生きるのだ。切なさのあまりに他人と比べるよりも、「あんな大変な体験した自分の価値を胸に抱きしめて、歯を食いしばって我慢して自分の価値にしがみつく」のである。

●回避とトラウマを乗り越える勇気

沖縄戦体験者の方たちと一緒にテレビに出ることが何度もあったが、彼らは、語ることでトラウマ記憶が復活してくるので、そのつらさに身をゆだねることになる。そして一度目覚めたトラウマ記憶のために眠れなくなる日を迎えるということをくり返しておられるのだった。

沖縄戦の「集団自決」を体験したCさんとお話ししたことがある。彼は語り部としても有名である。そのCさんでさえも、「明日講演だ」となると、前夜に眠れない、終わった日の夜は眠れないという。そのCさんが、いざ修羅場を語られる段になると、その語り口は、精神科医の言葉で叙述させていただくと、「あえて抑揚のなさ、慎重な言葉選び、話が脱線しない」のがとても印象的だった。自分の語りによって彼の心は大揺れに揺れつつも、感情が大きくはみ出さないように言葉を選びつつ、それでも彼は語るのである。

●今を肯定すること―震災を乗り越えるために

過去に起きた出来事でありながら、それが現在進行形のホットな記憶であるために現在の私に侵入してくる場合がトラウマ反応である。であるなら、いかにしてホットな現在進行形の記憶を、冷えた過去形の記憶にして、過去の記憶ファイルのなかに戻してやれるかがトラウマ反応からの回復の要点である。

そのために何よりも必要なことは「語るあなたと聞く私」という治療的な枠組みを大切にする

今が肯定できて過去を過去にできる。

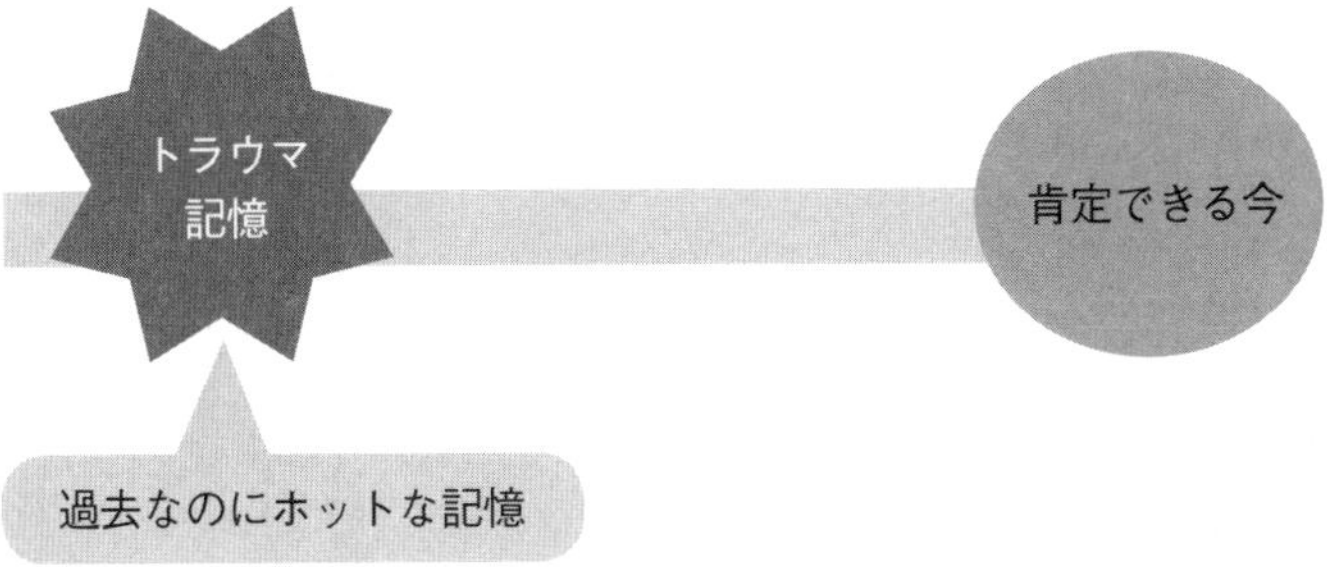
トラウマ
記憶
肯定できる今
過去なのにホットな記憶

ことである。

そのうえで、「こんなつらいことも、あんなつらいこともあったけど、でもいま生きていてよかった」と思えるような肯定的な「いま」を確認することによって、「その記憶の熱さ」を冷やして「冷えた記憶」にするのである。

そのために何よりも欠かせないのは、「今が肯定できること」である。逆に、ストレスで満ち溢れて先の見通しのない仮設住宅という「否定的ないま」をそのままにしていては、トラウマ記憶は過去形になっていかない。

「こんなつらいことも、あんなつらいこともあったけど、でもいま生きていてよかった」という言い方をした。それはトラウマを体験した人たちに、「よくぞ生きてここまで来られました」と、ここまでの闘いの過程を肯定し支持し敬意を抱くことである。

トラウマ体験のつらさを聞くだけでなく、「それを乗り越えて勝利したあなた」を尊敬することである。このような敬意を心に秘めながらトラウマ体験を聞くことによって、聞かれる側の侵襲を少しでも減らせるかもしれない。

どうにもこうにもつらすぎて、震災の痛手を受け入れることも、癒すことも、語ることもできないときには、亡くなったあの人との割り切れない思いについてでなくて、今までのあなたの人生のなかで、あなたが一番輝いていたときのことを語ろう。

あとがき

震災のことについては、テレビや新聞、ネットや書籍・雑誌、その他から、さまざまな情報が流されている。だから、今回こんなに自分の頭で震災のことを考えることになるとは予想もしなかった。「福島で何が起きているのか」を言語化しようとした。それはかなり困難なことだったが、どうにか考えたことを書いた。

医学的なケースレポートは、現在進行形の被災地の現場からはできないものだと知った。せめて私たちの役割は、震災ストレスによって、人々の心や体に何が起きているのかを医学的に理解することだと思う。しかし震災によるメンタルな被害について、精神医学的にくわしく書いてある本も論文もほとんどない。第一次大戦の兵士たちのストレスについて書かれた、カーディナーの著作が唯一の頼りだったといっても過言ではない。このように、私たち精神科医療の徒の前に、まだ道はほとんどない。

それでも、眼の前で生じていることを見つめ、考えて、被災地の人たちの心身の反応について、「見えない苦しみを可視化する」ことが私たちの役割だと思って本書を執筆した。それにしても、毎日、長時間の診療の後に、連日深夜に及ぶ執筆作業はなかなかに困難な日々だった。震災5周年の3月刊行を目標にしていたが、原稿は大幅に遅れてしまった。仙台や相馬に足を運び、粘り強く待ってくださった大月書店編集部の松原忍さんに感謝したい。今回は、ここで筆をおくが、他日、どこかで書くか、話すかして不十分さを補いたい。

本書を読んでいただいた読者のみなさんに感謝します。そして、私たちのクリニックにわざわざ受診に来られて、何もかも、生きることさえ教えて下さったみなさんに感謝します。

蟻塚亮二

著者略歴

蟻塚亮二

（ありつか・りょうじ）1947年生まれ、精神科医。元藤代健生病院院長（青森県弘前市）、2004年から沖縄の病院に勤務。原発事故後2013年より、福島県相馬市のメンタルクリニックなごみ院長。主な著書『うつ病を体験した精神科医の処方箋』『統合失調症とのつきあい方』『沖縄戦と心の傷』（大月書店、2014年度沖縄タイムス出版文化賞受賞）

須藤康宏

（すとう・やすひろ）1975年生まれ、臨床心理士、精神保健福祉士。仙台市精神保健福祉総合センター、県立宮城大学学生相談室、仙台市スクールカウンセラー、医療法人創究会小高赤坂病院（南相馬市、原発事故で避難、閉鎖中）総合リハビリテーション部長を経て、原発事故後にメンタルクリニックなごみを開設、現在、副院長。

カバーデザイン　藤本孝明（如月舎）
本文 DTP　編集工房一生社

3·11と心の災害
福島にみるストレス症候群

2016年6月20日　第1刷発行

定価はカバーに表示してあります

◉著者——蟻塚亮二・須藤康宏
◉発行者——中川　進
◉発行所——株式会社　大月書店
〒113-0033 東京都文京区本郷 2-11-9
電話（代表）03-3813-4651
振替 00130-7-16387・FAX03-3813-4656
http://www.otsukishoten.co.jp/
◉印刷——太平印刷社
◉製本——中永製本

ISBN 978-4-272-36087-1 C0011　Printed in Japan